荣 获

◎ 第七届统战系统出版社优秀图书奖

◎ 入选原国家新闻出版广电总局、全国老龄工作委员会
办公室首届向全国老年人推荐优秀出版物名单

◎ 入选全国图书馆2013年度好书推选名单

◎ 入选农家书屋重点出版物推荐目录（2015年、2016年）

糖尿病

（第四版）

名医与您谈疾病丛书

学术顾问◎钟南山　陈灏珠　郭应禄　王陇德

　　　　　葛均波　张雁灵　陆　林

总　主　编◎吴少祯

执行总主编◎夏术阶　李广智

顾　　　问◎陈灏珠　于德明　陆菊明

名　誉　主　编◎贾卫平　翁建平　邹大进

主　　　编◎刘志民　石勇铨　李广智

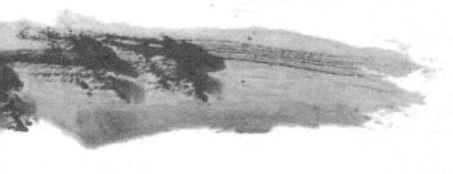

中国健康传媒集团

中国医药科技出版社

内 容 提 要

　　本书是《名医与您谈疾病丛书——糖尿病》的第四版，采用患者问、名医答的形式，详细介绍了患者最关心和需要了解的有关糖尿病的医学知识。本次修订在内容上做了较多更新，涵盖了一些新的研究进展。全书系统，详尽，实用，解答权威、全面，适合广大群众、糖尿病患者、糖尿病高危人群及其家属阅读，对临床医生具有参考价值，亦是进行糖尿病科普宣教的好教材。

图书在版编目（CIP）数据

　　糖尿病 / 刘志民，石勇铨，李广智主编 .—4 版 .—北京：中国医药科技出版社，2021.1

　　（名医与您谈疾病丛书）

　　ISBN 978-7-5214-2106-4

　　Ⅰ.①糖…　Ⅱ.①刘…②石…③李…　Ⅲ.①糖尿病—防治—问题解答　Ⅳ.①R587.1-44

　　中国版本图书馆 CIP 数据核字（2020）第 208812 号

美术编辑　　陈君杞
版式设计　　南博文化

出版　　**中国健康传媒集团** | 中国医药科技出版社
地址　　北京市海淀区文慧园北路甲 22 号
邮编　　100082
电话　　发行：010-62227427　邮购：010-62236938
网址　　www.cmstp.com
规格　　710×1000mm $\frac{1}{16}$
印张　　15 $\frac{3}{4}$
字数　　238 千字
初版　　2006 年 5 月第 1 版
版次　　2021 年 1 月第 4 版
印次　　2023 年 10 月第 4 次印刷
印刷　　三河市万龙印装有限公司
经销　　全国各地新华书店
书号　　ISBN 978-7-5214-2106-4
定价　　**39.00 元**

获取新书信息、投稿、为图书纠错，请扫码联系我们。

《名医与您谈疾病丛书》

编委会

出版者的话

党的十八大以来，以习近平同志为核心的党中央把"健康中国"上升为国家战略。十九大报告明确提出"实施健康中国战略"，把人民健康放在优先发展的战略地位，并连续出台了多个文件和方案，《"健康中国2030"规划纲要》中就明确提出，要加大健康教育力度，普及健康科学知识，提高全民健康素养。而提高全民健康素养，有效防治疾病，有赖于知识先导策略，《名医与您谈疾病丛书》的再版，顺应时代潮流，切合民众需求，是响应和践行国家健康发展战略——普及健康科普知识的一次有益尝试，也是健康事业发展中社会治理"大处方"中的一张有效"小处方"。

本次出版是丛书的第三版，丛书前两版出版后，受到广大读者的热烈欢迎，并获得多项省部级奖项。随着新技术的不断发展，许多观念也在不断更新，丛书有必要与时俱进地更新完善。本次修订，精选了44种常见慢性病（有些属于新增病种），病种涉及神经系统疾病、呼吸系统疾病、消化系统疾病、心血管系统疾病、内分泌系统疾病、泌尿系统疾病、皮肤病、风湿类疾病、口腔疾病、精神心理疾病、妇科疾病和男科疾病等，分别从疾病常识、病因、症状表现、诊断与鉴别诊断、治疗和预防保健等方面，进行全方位的解读；写作形式上采用老百姓最喜欢的问答形式，活泼轻松，直击老百姓最关心的健康问题，全面关注患者的需求和疑问；既适用于患者及其家属全面了解疾病，也可供医务工作者向患者介绍病情和相关防治措施。

　　本丛书的编者队伍专业权威，主编都长期活跃在临床一线，其中不乏学科带头人等重量级名家担任主编，七位医学院士及专家（钟南山、陈灏珠、郭应禄、王陇德、葛均波、陆林、张雁灵）担任丛书的学术顾问，确保丛书内容的权威性、专业性和前沿性。本丛书的出版不仅是全体患者的福音，更是推动健康教育事业的有力举措。

　　本丛书立足于对疾病和健康知识的宣传、普及和推广工作，目的是使老百姓全面了解和掌握预防疾病、科学生活的相关知识和技能，希望丛书的出版对于提升全民健康素养，有效防治疾病，起到积极的推动作用。

中国医药科技出版社

2020年6月

再版前言

《名医与您谈疾病丛书——糖尿病》写成10余年，第3次再版也有7年了，本书问世以来帮助过很多人，深受大家欢迎。在过去的7年中，糖尿病研究领域有许多新的进展，既令人鼓舞，同时又极具挑战性，因为，要把这些糖尿病科学成果应用到日常实践中，还有一段很长的路要走。

目前，根据美国糖尿病协会（ADA）标准，我国成人糖尿病患病率已达12.8%，中国大陆糖尿病患者总数估计为1.298亿，成人糖尿病前期比例更高达35.2%。有些人虽然血糖高，但因为没有不舒服的感觉，认为并不是什么严重的疾病，实际上，糖尿病导致的死亡率远远超过某些肿瘤和艾滋病等令人谈之色变的疾病。有些人常年忍受测血糖时扎手指的疼痛煎熬，却不知道现在已经有更高效、更全面的血糖监测方法。还有一些对糖尿病的诊治误解，使得有些看似有益的建议和做法，实际长期可能危及生命。

向更多人传递科学的糖尿病知识，帮助糖尿病患者通过严谨、科学的管理获得正常的血糖，防止许多糖尿病并发症的发生，提高寿命，拥有健康、有质量的生活是本书的主要目的。本次再版，我们组织了国内著名的糖尿病专家，以科学准确、通俗易懂的语言，向读者全面介绍了糖尿病的基本知识和诊治进展，除对以前的内容做了必要的补充外，还增加了新的药物如DPP-4酶抑制剂、SGLT-2抑制剂，新的治疗技术如代谢手术，以及新的血糖监测技术如动态血糖监测等内容，涵盖了人们所关心的知识。由于个体差异，书中涉及药物及剂量需在医生指导下服用。

我相信本书再版，能够使更多的读者开卷有益。

编者

2020年11月14日联合国糖尿病日

第一章　糖尿病概说

第二章 "五驾马车"治疗糖尿病

第三章　胰岛移植与胰腺移植

第四章 糖尿病急性并发症的防治

第五章　糖尿病慢性并发症的防治

第六章　特殊糖尿病人群的防治

第七章　糖尿病的中医治疗

第八章　胰岛素抵抗和代谢综合征

第九章　相关链接

第一章　糖尿病概说

第一节　糖尿病的基本知识

——翁建平教授与您谈

糖尿病患者在就诊时，常常向医生问这问那，如果时间允许，医生都会一一解答，但是患者有时记不住，有时医生工作繁忙，无法非常详细地解答患者的问题。为此，笔者有幸走访了著名的糖尿病专家翁建平教授，由他为大家解答有关糖尿病的基本知识。

什么是糖类？

每天为我们身体提供能量的营养物质主要包括三大类，又称为三大宏量营养素，分别为碳水化合物、蛋白质和脂肪。碳水化合物也称为糖类，是由碳、氢、氧三种元素组成的一类化合物，是人类能量的主要来源。我们日常膳食中40%~80%的能量来源于碳水化合物。

一般糖类可以分为4类：单糖、双糖、寡糖和多糖。与人类密切相关的单糖主要为葡萄糖、果糖和半乳糖；双糖是由两分子单糖缩合而成，主要有蔗糖、乳糖和麦芽糖等；寡糖是指由3~10个单糖构成的小分子多糖，与人类相关的寡糖主要有棉子糖和水苏糖；多糖是10个以上单糖组成的大分子糖，主要有糖原、淀粉及膳食纤维。

不同的食物经过消化吸收后引起血糖升高的速度和幅度是不同的。与脂肪和蛋白质相比，"糖类"的食物升高血糖的幅度大，速度快。蛋白质需要经过转化变成葡萄糖或氨基酸才能供身体使用，反应速度慢，升糖时间稍长，幅度居中，就像"山丘"。脂肪会延迟食物中糖类的吸收，减低餐后血糖升高速度和幅度，但过多的脂肪可引起短暂的胰岛素抵抗，导致血糖在餐后数小时持续升高。

什么是血糖，一天中血糖是怎样变化的？

血液中的葡萄糖被称为血糖，多数临床医师提到的血糖实际上是指血液中的葡萄糖浓度。正常人一天中血糖波动很小，空腹时一般血糖多为3.9~6.1mmol/L（70~110mg/dl，葡萄糖氧化酶法），而糖负荷后血糖略有波动，但一般不超过9.99mmol/L（180mg/dl）。人体的这种对糖负荷的耐受能力称为耐糖现象或葡萄糖耐量。

人体是怎样调节血糖的？

正常人体内血糖的稳定是依靠糖的来源和去路的动态平衡及精细的糖代谢调节机制来实现的。

血糖的来源有：①食物中的碳水化合物的消化吸收，这是血糖的主要来源。②肝糖原的分解，这是空腹血糖的直接来源。③非糖物质通过糖异生作用转变为葡萄糖，这是饥饿时血糖的主要来源。血糖的去路有：①在体内各个组织中氧化分解，以提供能量，这是血糖的主要去路。②在肝脏及肌肉中合成糖原，这是糖的储存形式。③转变为其他物质，如脂肪、非必需氨基酸、核苷酸等。

肝脏是调节血糖的主要器官，当血糖升高时，肝细胞通过合成肝糖原来降低血糖，而当血糖降低时，通过肝糖原的分解及糖异生来维持血糖的恒定。

体内血糖的调节主要依靠激素，可以分为降糖激素和升糖激素，前者主要是胰岛素，后者包括胰高血糖素、糖皮质激素、生长激素等。降糖激素是通过活化其靶器官或组织促进血糖去路增加和减少血糖的来源起作用的；升糖激素则相反，促进血糖的来源和抑制血糖的去路。降糖激素和升糖激素相互配合，通过神经反馈机制，共同维持血糖的稳定。

什么是胰岛？

1869年德国柏林的医师Paul Langerhans在对胰腺进行研究时发现，在胰腺外分泌组织包绕之中有一群细胞团块。20余年后，人们将这些位于胰腺外分泌腺中间的像孤岛一样的细胞团称为Langerhans胰岛，简称胰岛。通过不断的研究，人们发现胰岛是由几种细胞共同组成的，其中至少包括

α、β、D、PP细胞，他们分别分泌胰高血糖素、胰岛素、生长抑素和胰腺多肽，而且这些激素的分泌及作用之间有相互调节、相互影响的作用，因此胰岛是体内控制血糖稳定的一个整体。

什么是胰岛素？

在胰岛被发现不久，Von Mering和Minkowski通过实验发现胰腺具有内分泌功能，1894年，Laguesse推断胰腺的内分泌功能是由胰岛来完成的。1921年，Banting及Macleod一起发现了胰岛可以分泌胰岛素，而胰岛素可以降低血糖来治疗糖尿病。1955年，Sanger确定了胰岛素的一级氨基酸序列。1959年，Yalow和Berson发展了胰岛素的放射免疫测定方法。1970年，Hodgkin应用X线衍射技术，确定了胰岛素的三维结构。1979年Bell克隆了胰岛素基因。20世纪90年代，人们利用基因工程技术对人胰岛素的氨基酸序列及结构进行局部修饰，合成了人胰岛素类似物。人胰岛素类似物在结构上虽与人胰岛素存在细微差异，但其有免疫原性低、起效速度快、夜间低血糖发作率低、注射部位药物吸收较稳定、个体内及个体间的差异较小、可模仿正常胰岛素的生理作用等优势，现已得到广泛应用。

胰岛素分类方法有多种，从作用时间的长短和起效的快慢可分为速效（或超短效）、短效、中效和长效胰岛素。

速效胰岛素：给药后起效快，可餐前即刻注射。达峰时间提前，持续时间短，不易出现下一餐前低血糖，这一药代动力学特征更符合人生理胰岛素和血糖变化谱，是用于解决餐后高血糖状态的一类胰岛素。目前应用于临床的主要有3种，即赖脯胰岛素、门冬胰岛素和赖谷胰岛素。

短效胰岛素：生物合成人胰岛素，该类药起效时间较速效胰岛素慢，作用时间稍长，也适合餐后血糖稍高的患者。短效胰岛素必须在进餐前30分钟给药，才能与人进食后的血糖高峰时间同步，否则易出现餐后高血糖和下一餐前的低血糖。

中效胰岛素：低精蛋白生物合成人胰岛素注射液，该类药物作用时间较长，无明显峰值，不用以解决餐后血糖高的问题，主要用于补充体内的基础胰岛素。给药的时间可以选择在早上或晚睡前，若在晚睡前注射，需要预防夜间低血糖的发生。

长效胰岛素：主要有精蛋白锌胰岛素、甘精胰岛素和地特胰岛素，该类药物与中效胰岛素相比，分解吸收及作用时间延长，可持续释放，发挥长效作用，其降糖作用可持续24h，并且无明显峰值出现，可以较好地模拟正常基础人胰岛素的分泌。其作用更加平稳，也用于补充基础胰岛素。

什么是C-肽？

胰岛素是由胰岛 β 细胞分泌的具有重要代谢调节作用的肽类激素，尤其对体内葡萄糖代谢调节具有十分重要的作用。胰岛素的一级结构是由两条以二硫键相连的肽链组成。A链与B链之间由2个二硫键相连。A、B链之间的31个氨基酸在 β 细胞的高尔基体内被切下来，称为C-肽。

胰岛素是从胰岛素原分解而来的，每生成一个胰岛素分子，就同时放出一个分子的C-肽。首先，由于C-肽与胰岛素是等分子释放的，测定C-肽的量就反映胰岛素的水平，这是C-肽的第一个特点。其次，C-肽分子比胰岛素稳定，在体内保存的时间比较长，这对测定胰岛功能来说较为有利。

更重要的是C-肽的分子与胰岛素相差甚远，注射胰岛素的患者没法测自身产生的胰岛素水平，但是测定C-肽就不受注射胰岛素的影响。所以说C-肽是反映自身胰岛素分泌能力的一个良好指标，对于鉴别糖尿病患者是1型糖尿病（胰岛素依赖型糖尿病）还是2型糖尿病有所帮助。

什么是胰岛素受体？

胰岛素是通过体内其作用的靶细胞膜上的胰岛素受体来起作用的，胰岛素受体是一种跨细胞膜的糖蛋白，由2个 α 亚基和2个 β 亚基通过二硫键相连而形成的 βααβ 异四聚体，α 亚基位于细胞膜外，含有胰岛素结合位点，β 亚基含有较小的细胞外段，以二硫键与 α 亚基相连，而其细胞内段具有酪氨酸蛋白激酶活性，当胰岛素与胰岛素受体的 α 亚基结合后，激活酪氨酸蛋白激酶，使其自身磷酸化，再引起细胞内其他下游物质的酪氨酸磷酸化，导致进一步的生物学效应。

通俗地讲，胰岛素受体是一种糖和蛋白质结合的产物，位于胰岛素靶细胞，如肝细胞、肌肉细胞和脂肪细胞的膜上。胰岛素能与其受体结合，使这些细胞发生结构和功能上的改变，细胞外的葡萄糖、氨基酸等营养物质也容易进入细胞，而且细胞内的酶等活性物质也被激活，从而调节了糖、脂肪、蛋白质、核糖核酸等重要物质的合成与代谢。胰岛素受体的数量和亲和力正常是胰岛素发挥降糖作用的先决条件，如果胰岛素受体数量减少，或其亲和力下降，都会引起血糖的升高。

什么是糖化血红蛋白，为什么糖化血红蛋白也是诊断糖尿病的重要指标？

血糖测定的影响因素很多，如饮食种类、进食量、运动量、精神因素等，且测得的血糖值是瞬时血糖，只能反映当时的血糖情况。测糖化血红蛋白就可以避免这些问题。血糖升高后，葡萄糖与红细胞内的血红蛋白结合，形成糖化血红蛋白。由于红细胞在血液循环中的寿命约为120天，已经形成的糖化血红蛋白要等到此红细胞死亡后才随之破坏，因此糖化血红蛋白测定可反映取血前4~12周体内血糖的平均水平，以补空腹血糖只反映瞬时血糖值之不足，成为糖尿病控制情况的监测指标之一。糖化血红蛋白是长期监测血糖的有效指标。正常人的糖化血红蛋白值为4%~6%，升高1%表示平均血糖值升高1.6mmol/L，糖化血红蛋白的控制目标是7%以下。

糖化血红蛋白和血糖可同时作为糖尿病的筛选试验，但不能取代糖耐量试验，不能单独用作糖尿病的诊断指标。许多因素可影响糖化血红蛋白的浓度，如尿毒症中的氨基甲酰化、溶血性贫血（红细胞寿命缩短）、某些测定方法（电泳法，离子交换层析）。

什么是肾糖阈？

葡萄糖从肾小球滤出后，在肾近曲小管被主动重吸收，但葡萄糖的重吸收是有限的，其最大限度即为肾脏的葡萄糖阈值（肾糖阈）。换句话说，肾糖阈是指尿液中刚刚出现糖分时的血糖水平，也可以说是肾脏能够完全留住糖分使之不致外流的最高血糖值。正常肾糖阈应不低于9mmol/L（160mg/dl），也不高于10mmol/L（180mg/dl）。也就是说肾糖阈正常者血糖达到9~10mmol/L时，尿中开始出现糖分。血糖低于9mmol/L尿里就出现糖分的情况叫做肾糖阈低减。

肾糖阈值存在个体差异，受多种因素（如肾功能、钠离子和氯离子重吸收能力等）的影响，其变化可引起尿糖排出量的变化。如年轻起病成人型糖尿病患者在血糖正常时即可出现尿糖，原因是其致病基因 HNF-1α 突变可通过改变肾小管钠-葡萄糖协同转运子的表达，使肾脏重吸收葡萄糖能力下降，降低肾糖阈。某些妊娠妇女和儿童的肾糖阈值降低，在正常血糖浓度时也会有尿糖出现。尿糖阴性不能区分低血糖、正常血糖还是轻度高血糖。此外还有不少假性糖尿（进食过量半乳糖、果糖等）。因此，用尿糖来评估血糖控制情况有时并不真实，但在排除影响肾糖阈的各种因素后，尿糖可大致代表血糖水平。

什么是1型糖尿病胰岛素治疗后的蜜月现象？

一部分1型糖尿病患者在应用胰岛素治疗后一段时间内病情部分或完全缓解，胰岛素剂量减少或可以完全停用，称为糖尿病蜜月期，但缓解是暂时的，其持续时间自数周至数月不等，一般不超过1年。蜜月期发生的机制未完全明了，推测与患者残存胰岛功能自发恢复有关。

什么是黎明现象，什么是苏木杰反应？

黎明现象和苏木杰反应是糖尿病患者使用胰岛素过程中出现清晨高血糖的原因。黎明现象是患者夜间血糖控制良好，亦无低血糖发生，仅于黎明一段时间出现高血糖，其机制为皮质醇、生长激素等胰岛素拮抗激素分泌增多；苏木杰反应表现为患者在夜间曾有低血糖，但因在睡眠中未被察觉，继而发生低血糖后的反应性高血糖。夜间多次（0、2、4、6、8时）血糖测定，有助于鉴别清晨高血糖的原因。

第二节　糖尿病诊治理念

—— 纪立农教授与您谈

近年来，在糖尿病领域，不但患病率明显增加，而且其临床表现也在发生变化，诊治概念也在变迁。纪立农教授就糖尿病的分型、病因、症状及预防进行了精辟的阐述。

糖尿病的诊断标准是什么？

糖尿病的诊断指标在1999年已经得到修正，目前糖尿病的诊断指标如下。

（1）有典型糖尿病症状（多尿、多饮和不能解释的体重下降）者，任意血糖≥11.1mmol/L（200mg/dl）。

（2）空腹血糖（FPG）≥7.0mmol/L（126mg/dl）。

（3）口服糖耐量试验（OGTT）中2小时血糖≥11.1mmol/L（200mg/dl）。以上指标出现其中任意一项即可诊断。

如空腹血糖<5.6mmol/L（100mg/dl），糖耐量试验中2小时血糖<7.8mmol/L（140mg/dl）属正常。

注意：口服糖耐量试验中2小时血糖不是餐后血糖（如吃馒头后），而是特指在口服了75g葡萄糖后2小时的血糖值。

此外，在血糖水平正常和糖尿病之间还有两种不正常状态，也叫糖尿病前期。

（1）糖耐量受损（IGT）：指口服葡萄糖糖耐量试验中2小时血糖大于7.8mmol/L（140mg/dl），但小于11.1mmol/L（200mg/dl）。

（2）空腹血糖受损（IFG）：指空腹血糖大于等于5.6mmol/L（100mg/dl），但小于7.0mmol/L（126mg/dl）。

糖尿病的诊断标准有哪些意义？

首先，诊断指标主要修改点是降低了原空腹血糖的诊断水平，从原来的7.8mmol/L（140mg/dl）改为现在的7mmol/L（126mg/dl）。主要是根据流行病的研究发现当空腹血糖为7mmol/L（126mg/dl）时，发生糖尿病并发症的危险性就会明显增加。其次，新增加了IFG，与IGT不一样，前者表示空腹血糖异常，后者则表示餐后（服糖后）血糖异常。这两种糖尿病前期状态的意义是有IGT或IFG的个体发生糖尿病的危险性增高并且还容易有高血压、血脂紊乱等伴随情况，比血糖正常的人更易发生心血管疾病。

人群中以单独IGT者最为多见。年龄越大，出现IGT和餐后高血糖的可能性就越大。因此在年龄较大（>40岁）者，除了要查空腹血糖外，还应检查餐后2小时血糖来早期发现糖尿病。

哪些人应注意复查空腹血糖（FPG）或糖耐量试验（OGTT）？

属于糖尿病高危人群者，FPG正常者应每年复查FPG或每3年复查一次OGTT。下列情况应同时查FPG和OGTT，如果只查空腹血糖，可能会有一些空腹血糖正常但餐后血糖升高的人被漏诊。

①IGT或IFG。②肥胖（超重20%或体重指数≥27）。③一级亲属中有糖尿病者。④有妊娠糖尿病或分娩巨大婴儿（>4kg）史者。⑤有高血压，BP≥140/90mmHg。⑥高密度脂蛋白（HDL）≤0.91mmol/L（35mg/dl），甘油三酯（TG）>2.83mmol/L（250mg/dl）。⑦年龄>45岁。⑧常服用某些药物者如皮质醇激素、利尿剂等。

糖尿病分几型？

1997年美国糖尿病学会（ADA）和1999年WHO糖尿病分类中将糖尿病分为1型糖尿病（T1DM）、2型糖尿病（T2DM）、特殊类型糖尿病及妊娠糖尿病4大类。其中T1DM及特殊类型糖尿病又各有2个及8个亚类。因近年来对糖尿病的病因研究有了很大进展，新的分型方法主要按照糖尿病的病因或病理生理特征来进行。过去按照临床特征的分型方法如胰岛素依赖性糖尿病和非胰岛素依赖性糖尿病已被摒弃。其中1型糖尿病和2型糖尿病为最常见的类型。在我国，1型糖尿病的发病率非常低，2型糖尿病患者占糖尿病患者总人数的95%或更多。妊娠糖尿病特指在怀孕期间发生的糖尿病，往往在分娩后消失，但许多发生过妊娠糖尿病者以后有可能发生永久性的糖尿病。特殊类型的糖尿病非常少见。

糖尿病有哪些症状？

糖尿病的典型症状是"三多一少"，是在血糖比较高的水平时导致的症状。如因上述症状去就诊而被发现有糖尿病的成年人往往血糖已经升高了4~5年，有的甚至出现了糖尿病的并发症。近年来由于健康检查的逐渐普及以及流行病学筛查的开展，经血糖筛查确诊但症状全无的糖尿病患者明显增多。糖尿病的其他症状还包括视物模糊、皮肤和外阴瘙痒、泌尿系感染、皮肤易感染或感染不易愈合、四肢末端麻木和疼痛、间歇性跛行、浮肿、腹泻和便秘交替、消化不良、性欲下降和男子勃起功能障碍等。严重的糖尿病患者如1型糖尿病患者还可因酮症酸中毒而出现昏迷。某些糖尿病患者由于血糖控制不当出现低血糖时，还可见行为异常、嗜睡和昏迷症状。

为什么有些患者没有"三多一少"症状？

"三多一少"发生的主要原因是大量的糖分从尿中排出。血糖虽已达到糖尿病的诊断标准但并不是明显增高的患者，也可以没有明显症状，如空腹血糖<180mg/dl时，尿糖就不明显，因而"三多一少"的症状也不明显。有些2型糖尿病患者虽然血糖很高但没有明显的"三多一少"的症状，一般在体格检查时或在其他疾病检查时才被发现，这可能是由于患者肾糖阈（血中的葡萄糖开始从尿中排出所需要的浓度）增高所致。患者即使血糖很高，也没有糖尿，故没有多饮、多尿及多食的症状。当然，有些患者并不是没有症状，而是症状被忽视了。他们认为多食即是食欲好，是身体健康的标志。还有的患者平时习惯喝水较多，小便也较多些，因此掩盖了糖尿病的症状。这类患者常常因为一些糖尿病的其他症状如皮肤瘙痒、视力减退、感染、酮症酸中毒、手足麻木等到医院看病进行检查时发现高血糖而被确诊。

这里值得提请广大糖尿病患者注意的是，不能单凭症状来判断糖尿病控制的好和坏，也不能依赖尿糖的检测来判断，因为即使尿糖阴性，血糖也可以不正常。要依靠血糖和糖化血红蛋白的检验结果来客观评价血糖控制的好坏。另外，经常与高血糖伴随的血脂紊乱根本没有临床表现，只有依靠化验来确诊。

什么是胰岛素抵抗和代谢综合征？

胰岛素抵抗是指体内胰岛素作用减低的一种病理生理改变。代谢综合征（过去称为胰岛素抵抗综合征）是指一组共同具有胰岛素抵抗这种病理、生理特点的代谢性疾病的总和。有人将代谢综合征比喻为一座巨大的冰山，这座冰山是由多种"成分"组成的，比如高胰岛素血症、高血压、高甘油三酯血症、动脉粥样硬化、高尿酸、微量白蛋白尿等，而糖尿病只是这座冰山露出水面的一角。有胰岛素抵抗的人即使血糖升高不明显，也容易发生心血管疾病。

随着我国经济的飞速发展和人民生活水平的提高，人们的生活方式也发生了巨大的变化，如现在人们体力活动明显减少而摄入的热量却明显增多，这就造成了体内能量的过剩。这种生活方式改变的一个不良结果就是超重和肥胖的人增多了。在超重和肥胖的人当中有许多都有代谢综合征的表现。许多糖尿病患者的高血糖实际上是代谢综合征的一部分。对这些患者的治疗如果仅注重血糖则只能减少微血管的并发症，但却不能明显减少心血管病变的可能。当前糖尿病学界已经充分认识到糖尿病是一种主要以心血管疾病为结局的疾病，提出了在糖尿病的研究和防治中要"超越高血糖"的口号。因此，糖尿病患者不但要注意自己的高血糖，还要通过检查来了解自己有没有高血压和血脂紊乱。如有上述异常，一定要像重视高血糖一样重视高血压和血脂紊乱的控制。

能否通过干预而终止或逆转糖尿病的发展？

在英国前瞻性糖尿病研究（UKPDS）中曾观察到，糖尿病是一个进展性的疾病。大规模的研究，如糖尿病控制及并发症研究（DCCT）及UKPDS表明，对糖尿病患者予以严格代谢控制可以减少或延缓并发症发生。更重要的是，近年对糖尿病前期者采取干预措施，包括生活方式干预和药物治疗可以降低糖尿病发生的风险。如生活方式干预可使糖尿病发生的风险降低60%左右。因此，糖尿病的进程是可以通过减少胰岛素抵抗而得到延缓的。有研究显示，即使是在血糖明显升高的初发糖尿病患者中，采取严格的血糖控制也能够减少高血糖对分泌胰岛素的 β 细胞的毒性作用，一部分糖尿病患者甚至可以依靠饮食控制和运动长期使血糖得到良好的控制。这些都说明，在糖尿病的前期和早期也可通过强化控制手段延缓糖尿病的进展。至于糖尿病能不能被终止，目前还没有研究结果。

为什么说防治糖尿病开展糖尿病教育是关键？

近年来国际上糖尿病防治观念的新进展，实际上就是围绕如何降低糖尿病的发病率和如何减少糖尿病并发症这两个中心问题展开的。如前所述降低糖尿病发病率的关键是保持健康的生活方式，而减少糖尿病并发症的关键是严格控制血糖和其他的代谢异常及高血压。糖尿病是一种慢性病，需要长期的严格治疗才能达到减少并发症的目的，但糖尿病患者与医生在一起的时间毕竟有限，因此，要通过糖尿病教育让糖尿病患者在平时的生活中更好地管理自己的糖尿病。如目前国际上推崇的"糖尿病自我管理辅导"就是糖尿病教育的最高级形式，在这种糖尿病教育中，糖尿病患者掌握了自我管理糖尿病的方法之后就可以和医生配合好，以便治疗糖尿病。

糖尿病能不能根治？

目前的医学手段尚不能根治糖尿病。因为糖尿病的病因非常复杂，现在还没有被认识清楚，因此也就没有针对病因的治疗方法。即使有一些糖尿病的病因已搞清（如基因突变），但是目前尚无基因治疗方法。目前用新的胰岛移植方法，可接近根治1型糖尿病，但医学界认为应再观察一段时间再下"根治"结论。

经常看到一些本来糖尿病控制很好的患者因相信了一些不实的广告企图根治糖尿病，结果浪费了大量金钱而病情加重。这些患者损失的不仅是金钱，更重要的是宝贵的治疗机会。因糖尿病的并发症是在许多年之内缓慢形成的，控制血糖、血压、血脂等糖尿病并发症的危险因素需要每天、每月、每年的努力。如果有一段时间糖尿病控制不好，就意味着并发症又进展了一步。因此，糖尿病患者一定要以对自己负责的态度，认真地选择为自己治病的医生和药物，千万大意不得！

如何鉴别许多广告宣传中宣称的能治糖尿病的药物？

我曾在多个场合告诫糖尿病患者，要注意鉴别药物和治疗方法是否是科学和安全的。在这里，我向广大的糖尿病患者提供一些鉴别尚未经过严格的科学试验验证的治疗方法，以下简称"未经证实疗法"的方法。

（1）"未经证实疗法"往往是在正规的科研机构和组织之外由无很好的临床和科研信誉的个人和团体"开发"出来的。

（2）"未经证实疗法"经常断章取义地从已经发表的科学论文中和科学发现中"摘取"一些诱人的数据和词汇来作为该疗法的依据。

（3）"未经证实疗法"常使用夸大疗效和扩大疗效字眼，如"根治或攻克糖尿病""全面改善""纯天然""双向调节""全面调节""重大突破""掀起热潮""完全无副作用""巨大轰动""不需要饮食控制""高科技"等。"未经证实疗法"常追随当代科技发展的新潮，如"DNA""纳米技术"等。

（4）"未经证实疗法"常以像糖尿病、肥胖这些常见、多发病为对象。对宣传者有潜在的巨大经济利益。

（5）"未经证实疗法"宣传者常避免与真正的医学专家接触，在正规的医院或医疗单位中常无此疗法。

（6）"未经证实疗法"所获得的试验数据和治疗经验的总结一般不在正式的科学刊物（如《中华糖尿病杂志》等）上刊登，也不在正式的医学会议上进行交流。"未经证实疗法"的疗效常以个例患者的疗效进行宣传。

（7）"未经证实疗法"常以人物传记和新闻报道的形式在媒体上进行宣传，在文章中常会出现被宣传人物的电话号码或详细的行医地址。"未经证实疗法"常获得国外无从证实的"大奖"，或冠以莫名其妙和令人看了后头晕目眩的头衔。

（8）"未经证实疗法"常举办名为"义诊""糖尿病教育""免费测血糖"等，实为卖药的活动。

（9）"未经证实疗法"常借祖国传统的中医、中药作为治疗手段。为弥补"发明人"在医学教育上的不足（有人根本没有接受过医学教育），有时在吹捧"发明人"的人物传记中常将"发明人"描写为出自"X代中医之家""自年轻时就潜心研究"等等。

第三节　糖尿病前期——糖尿病预防的最后关口

——汤玮教授与您谈

糖尿病前期，糖调节已受损，包括空腹血糖受损（IFG）和葡萄糖耐量减退（IGT）。其中葡萄糖耐量减退系指空腹血糖正常，但餐后血糖水平介于正常人与糖尿病患者之间的特殊代谢状态。其诊断标准为在口服75g葡萄糖的糖耐量试验（OGTT）中，2小时血糖在7.8~11.0mmol/L之间，目前一般认为葡萄糖耐量减退是糖尿病的前期表现，在2型糖尿病的发展过程中表现得更为明显。

目前大多数专家认为空腹血糖受损和糖耐量减退是糖尿病的前期表现，既是从健康状态变成糖尿病的一个过渡阶段，也是预防2型糖尿病的最后关口，所以内分泌学专家汤玮教授指出，早期检出IFG和IGT，并对其进行干预治疗是预防2型糖尿病的关键所在。

IFG和IGT都会变成糖尿病吗？

现在一般认为葡萄糖耐量减退是发展为糖尿病的一个必然阶段，但在不同地区、不同种族的患者之间葡萄糖耐量减退的转归也存在差异。有报道，葡萄糖耐量减退患者在5～10年内，有1/3可转变为糖尿病患者，1/3可恢复正常，1/3仍维持不变。葡萄糖耐量减退的危险性应引起人们的高度重视。

引起IFG和IGT的原因是什么？

与2型糖尿病一样，IFG和IGT的病因目前尚不明确，其显著的病理生理学特征也是胰岛素调控葡萄糖代谢能力下降，伴随胰岛β细胞功能缺陷所导致的胰岛素分泌相对减少。患者可能存在引起胰岛素抵抗及胰岛素分泌缺陷的有关基因，同时，随着生活水平的提高、摄入热量过多、体力活动过少，导致能量过剩、代谢紊乱，引起超重和肥胖，尤其是腹腔内脂肪聚集，腰围增大，腰/臀围比例增加，即腹型肥胖。在早期，胰岛β细胞可以代偿性分泌增加，糖代谢表现为正常，但随着β细胞功能的减退，血糖逐渐升高，表现为葡萄糖耐量异常，即IFG和IGT，进一步就可能发展成为2型糖尿病。

怎样防治IFG和IGT？

虽然IFG和IGT发生率高，但是患者无明显不适，多数是在体检时"意外"发现。因此，如何从人群中检出IFG和IGT成为关键，尤其对高危人群的筛查应作为针对性预防的主要措施。那么，哪些是高危人群呢？在成年人（>18岁）中，具有下列任何一个及以上情况者为IFG和IGT高危人群。

（1）年龄≥40岁。

（2）有糖调节受损（IGR）史。

（3）超重（BMI≥24kg/m²）或肥胖（BMI≥28kg/m²）和（或）中心型肥胖（男性腰围≥90cm，女性腰围≥85cm）。

（4）静坐生活方式。

（5）一级亲属中有2型糖尿病家族史。

（6）有巨大儿（出生体重≥4kg）生产史或妊娠期糖尿病（GDM）史的妇女。

（7）高血压［收缩压≥140mmHg和（或）舒张压≥90mmHg］，或正在接受降压治疗。

（8）血脂异常［HDL-C≤0.91mmol/L（≤35mg/dl）、TG≥2.22mmol/L（≥200mg/dl）］，或正在接受调脂治疗。

（9）动脉粥样硬化性心脑血管疾病患者。

（10）有一过性类固醇糖尿病病史者。

（11）多囊卵巢综合征（PCOS）患者。

（12）长期接受抗精神病药物和（或）抗抑郁药物治疗的患者。

定期的健康体检，不但需测空腹血糖，还要测餐后血糖，发现疑问就应做糖耐量试验（OGTT）。一旦发现IFG和IGT，立即开始积极生活方式干预，半年后复查随访，如果效果不明显，可以进行药物干预。

怎样进行行为干预？

多项研究显示，糖耐量异常的人群接受适当的生活方式干预可延迟或预防2型糖尿病的发生。《中国2型糖尿病防治指南（2017）》建议，糖尿病前期患者应通过饮食控制和运动以降低糖尿病的发生风险，并定期随访及给予社会心理支持，以确保患者的生活方式改变能够长期坚持下来，定期检查血糖，同时密切关注其他心血管危险因素（如吸烟、高血压、血脂异常等），并给予适当的干预措施。具体目标为：①使超重或肥胖者 BMI 达到或接近 24 kg/m²，或体重至少下降 7%。②每日饮食总热量至少减少 400~500 kcal（1 kcal=4.184 kJ）。③饱和脂肪酸摄入占总脂肪酸摄入的 30% 以下。④中等强度体力活动至少保持在 150 分/周。

治疗糖尿病有哪些药物可以选择？

虽然生活方式改变对 IFG 和 IGT 防治的效果显著，但其实施并非易事，生活方式干预 6 个月效果不佳，可以启始药物干预，已经或正在进行的大规模葡萄糖耐量减退干预试验的药物 α - 葡萄糖苷酶抑制剂——阿卡波糖、二甲双胍、噻唑烷二酮类罗格列酮和吡格列酮等，已证实能够有效改善糖代谢异常，预防糖尿病。

第二章 "五驾马车"治疗糖尿病

第一节 糖尿病的饮食和运动疗法
——石勇铨教授与您谈

糖尿病的治疗要遵循一些原则，而不同类型的糖尿病有不同的原则。目前国际上推崇"五驾马车"治疗糖尿病：饮食、运动、药物、糖尿病知识的健康教育和血糖监测。在这"五驾马车"治疗中，哪种治疗最重要？怎样合理、科学进行饮食和运动疗法？请听内分泌学石勇铨教授给我们做些讲解。

在"五驾马车"中哪种治疗最重要？

确诊糖尿病后，就要做好长期控制血糖的准备。影响血糖控制的因素很多，其中患者可自我调控的因素均与生活方式息息相关，如饮食、运动、作息、情绪等。学习并掌握科学的饮食、运动方法，培养良好的生活方式是控制血糖、预防并发症的重要保证。

科学饮食是所有类型糖尿病治疗的基础，也是糖尿病自然病程中任何阶段预防和控制不可或缺的措施。糖尿病患者的饮食要遵循平衡膳食的原则，在控制总能量的前提下调整饮食结构，满足机体对各种营养素的需求，并达到平稳控糖、降低血糖波动、预防糖尿病并发症的目的。

饮食治疗的目标是什么？

我们推荐糖尿病患者在评估营养状况的前提下，设定合理的营养治疗目标，调整总能量的摄入，合理、均衡分配各种营养素，达到患者的代谢控制目标，并尽可能满足个体饮食喜好。

参考美国糖尿病学会（ADA）2017版膳食指南及《中国糖尿病医学营养治疗指南（2015）》的要求，确定糖尿病医学营养治疗的目标。

（1）维持健康体重：超重/肥胖患者减重的目标是3~6个月减轻体重的5%~10%。消瘦者应通过合理的营养计划达到并长期维持理想体重。

（2）供给营养均衡的膳食，满足患者对微量营养素的需求。

（3）达到并维持理想的血糖水平，降低糖化血红蛋白（HbA1c）水平。

（4）减少心血管疾病的危险因素，包括控制血脂异常和高血压。

糖尿病患者合理膳食应遵循哪些原则？

（1）主食定量，按需摄入：主食是膳食中占主要地位的食物，是大米、面粉及各种杂粮的总称。糖尿病患者主食摄入量因人而异，应综合考虑患者的生理状况、营养状况、体力活动强度、血糖控制水平、胰岛功能以及用药情况等因素，在营养医师/营养师的专业指导下，进行个体化设计，制定定量的饮食治疗方案。

（2）全谷物、杂豆类宜占主食摄入量的三分之一：全谷物是未经精细加工或虽经碾磨/粉碎/压片等方式处理后，仍保留了完整谷粒所具有的胚乳、胚芽、麸皮等组成及其他天然营养成分的谷物。杂豆类是富含淀粉的豆类食物，指包括红小豆、绿豆、芸豆、花豆等除大豆以外的豆类。全谷物和杂豆类较精制谷物含有更多的膳食纤维、B族维生素、植物化学物及较低的血糖指数。

（3）提倡选择低血糖指数主食：在选择主食时，可参考血糖指数（glycemic index，GI）与血糖负荷（glycemic load，GL）两个参数。提倡选择低GI的主食。

（4）餐餐有新鲜蔬菜，烹调方法要得当。

（5）每日蔬菜摄入量在500g左右，深色蔬菜占1/2以上。

（6）两餐之间适量选择水果，以低GI水果为宜。

（7）常吃鱼、禽，适量吃畜肉，减少肥肉摄入。

（8）少吃烟熏、烘烤、腌制等加工肉类制品。

（9）每天吃不超过一只鸡蛋。

（10）每日300ml液态奶或相当量奶制品。

（11）重视大豆及其制品的摄入。

（12）零食加餐可适量选择坚果。

（13）烹调注意少油少盐。

（14）足量饮用白开水，也可适量饮用淡茶或咖啡。

（15）不推荐糖尿病患者饮酒。

（16）定时定量进餐，餐次安排视病情而定。

（17）控制进餐速度，细嚼慢咽。

（18）调整进餐顺序，养成先吃蔬菜、最后吃主食的习惯。

肥胖者体重控制目标是多少？

肥胖尤其是中心型肥胖（腹型肥胖）是引发胰岛素抵抗的主要因素，是2型糖尿病及其心脑血管并发症发生的主要危险因素。我国糖尿病患者中超重和肥胖的比例分别为41%和24.3%，即约有2/3的糖尿病患者处于超重和肥胖状态，其中中心型肥胖患者高达45.4%。减轻体重可以改善胰岛素抵抗、降低血糖和改善心血管疾病的危险因素。超重和肥胖的2型糖尿病患者减重3%~5%，即能使HbA1c、甘油三酯、血压均显著降低，并且提高生活质量。减重5%~7%直至恢复正常体重获益更大。

糖尿病患者宜选用哪些食品？

现在，我想向大家推荐一些餐桌上的辅助"降糖药"，药食同源，有益无害，不妨一试，但也不宜吃得太多。

南瓜、山药对防治糖尿病有益，同时对高血压和肝、肾等疾病也有益，但也不能多吃。芹菜：有散瘀破结、消肿解毒、降压祛风的功能，芹菜叶的作用尤其明显。菠菜根：有养血、止血、敛阴、润燥功能，对高血压、糖尿病和夜盲症有一定的辅助治疗作用。冬瓜：对糖尿病引起的水肿和脚癣治疗有些帮助。洋葱：对抑制高脂肪饮食引起的胆固醇升高有些作用，适合于糖尿病并发动脉硬化患者食用。萝卜：有消积滞、化痰热、理气宽中、解毒、降糖、抗癌等效用。常食用鲜萝卜作用更显著。胡萝卜：有降压强心、降糖、消炎和抗过敏的作用。

为什么说运动是防治糖尿病的良方？

规律运动对糖尿病的预防和治疗均有作用，不但能增强体质，还能显著降低2型糖尿病患者的糖化血红蛋白（HbA1c）、甘油三酯、总胆固醇、低密度脂蛋白胆固醇（LDL-C）水平，提高高密度脂蛋白胆固醇（HDL-C）水平。

运动前应注意哪些问题？

在开始运动治疗前应请医生进行评估，以了解有无糖尿病的各种微血管和大血管并发症，因为有慢性并发症的患者运动治疗可能使这些并发症恶化。对于那些没有慢性并发症且血糖控制良好的中青年糖尿病患者，各种程度的运动均可进行，包括休闲运动、竞技性运动等。患者应在医生的指导下确定运动方案，保证运动治疗的安全。须知运动可增加低血糖发生的风险，尤其是采用胰岛素治疗的患者，经历长时间、剧烈的运动后，更易发生低血糖，此外，饮酒也可增加运动后发生低血糖的风险。应当注意，运动治疗可增加糖尿病足部损伤的风险，另外，运动治疗前要排除患者有缺血性心脏病的可能。

糖尿病患者的运动治疗目标和方式是什么？

运动治疗目标：保持肌肉结实和身体舒适，预防骨质疏松，降低血糖水平，降低血脂水平，增加机体对降糖药物的敏感性，协助饮食治疗方案控制体重。

糖尿病患者的运动应采用有氧运动方式，运动强度小至中等，节奏不要快，运动后心跳加快不明显，呼吸平缓，比如散步、太极拳、自编体操等，运动量的大小用自我感觉来衡量。运动贵在坚持！

怎样科学地运动？

运动要讲究科学性，这里向大家推荐运动过程的三部曲：正式运动前应先做5~10分钟的低强度有氧热身运动，对肌肉和关节先做几下伸展活动，热身后根据自己的身体条件选择适合的正式运动，运动结束时需要再做5~10分钟的整理运动，使心率恢复到每分钟比静息时高10~15次的水平。

不同时间运动对餐后血糖影响不同，餐后散步对降低餐后血糖更有效。

相比较而言，高运动强度对餐后血糖控制的效果更好，如快走或慢跑比散步降低餐后2h血糖效果更显著。不恰当的运动方式或强度易造成糖尿病患者心血管事件发生（心绞痛发作、猝死等）、代谢紊乱以及骨关节韧带损伤，因此糖尿病患者应注意运动安全。运动方案应遵循由少至多、由轻至重、由疏至密等原则，调整到适合自己的运动方案。糖尿病患者的运动应以中等强度、有氧运动为主，每周至少3次，每次不少于20分钟。

哪些糖尿病患者不宜运动？

不宜运动的糖尿病患者主要有以下几类。

（1）自身胰岛素严重分泌不足的1型糖尿病患者。

（2）血糖极不稳定的脆性糖尿病患者。

（3）收缩压高于180mmHg的高血压患者。

（4）血糖浓度高于14mmol/L的糖尿病患者。

（5）有严重心脏疾病的患者。

（6）经常发生脑供血不足的患者。

（7）糖尿病并发肾病的患者。

（8）有急性感染的患者。

第二节　2型糖尿病的代谢手术治疗

——陈海燕教授与您谈

肥胖与2型糖尿病发病以及心血管病变发生的风险增加显著相关。尽管有一些方法如控制饮食、运动、药物治疗能在短期内改善血糖和其他代谢指标，但这些措施对长期减重及维持血糖良好控制的效果并不理想。另外，胰岛素及一些降糖药物的治疗也会增加体重。有多项临床证据表明，与生活方式干预和降糖药物治疗相比，手术能更有效地减轻体重和全面改善血糖、血脂、血压等代谢指标，因此，减重手术已更名为代谢手术，而且，手术治疗已为越来越多的患者接受。内分泌专家陈海燕教授就手术治疗的相关问题为您解答。

所有2型糖尿病患者都能做代谢手术吗，适应证和禁忌证分别有哪些呢？

并不是所有的2型糖尿病患者都可以做代谢手术，代谢手术可是有指征的，需要临床医生进行综合评估后判断。根据2017年中华医学会糖尿病学分会（CDS）2型糖尿病防治指南，代谢手术的适应证为：年龄在18~60岁，一般状况较好，手术风险较低，经生活方式干预和各种药物治疗难以控制的2型糖尿病（HbA1c>7.0%）或伴发疾病并符合以下条件的2型糖尿病患者，可考虑代谢手术治疗。

（1）可选适应证：BMI ≥ 32.5kg/m²，有或无合并症的2型糖尿病，可行代谢手术。

（2）慎选适应证：27.5kg/m² ≤ BMI ≤ 32.5kg/m²且有2型糖尿病，尤其存在其他心血管风险因素时，可慎重选择代谢手术。

（3）暂不推荐：25.0kg/m² ≤ BMI ≤ 27.5kg/m²，如果合并2型糖尿病，并有中心型肥胖（腰围男性 ≥ 90cm，女性 ≥ 85cm），且至少有额外的下述2条代谢综合征组分：高甘油三酯、低高密度脂蛋白、高血压。手术应在患者知情同意情况下，严格按研究方案进行。但是这些手术的性质应该被视为纯粹的临床研究，且事先应由伦理委员会批准，目前证据不足，暂不推荐为临床常规治疗方法。

代谢手术的禁忌证为以下情况。

（1）滥用药物、酒精成瘾、为难以控制的精神疾病患者，以及对代谢手术的风险、益处、预期后果缺乏理解能力的患者。

（2）1型糖尿病患者。

（3）胰岛 β 细胞功能已明显衰竭的2型糖尿病患者。

（4）外科手术禁忌者。

（5）BMI<25kg/m²。

（6）GDM及其特殊类型的糖尿病患者。

糖尿病患者的代谢手术方式有哪些？

推荐采用腹腔镜手术，手术方式主要有以下4种。

（1）袖状胃切除术：需要切除约80%的胃，留下"袖管"样的长管状胃通道，限制食物摄取，去除胃部抗肠促胰素物质，2年内减重60%~70%，2型糖尿病的缓解率为70%。手术不改变人体消化道结构，不产生营养物质缺乏，手术操作相对简单，术后并发症较少，并发症及再次手术率是所有代谢手术中最低的。目前认为，此手术是中重度肥胖伴2型糖尿病患者的首选术式。袖状胃切除术后，还可根据效果转化为2期胃旁路术。

（2）胃旁路术：这一手术旷置了远端胃大部、十二指肠和部分空肠，既限制胃容量又减少营养吸收，使肠-胰岛轴功能恢复正常。随访5年，2型糖尿病缓解率为83%。操作较为复杂，创伤大，并发症发生率高，术后需要营养物质监测与补充。用于2型糖尿病病程相对较长、需要减重更多的患者。

（3）可调节胃束带术：属限制性手术，将环形束带固定于胃体上部，形成近端胃小囊，并将出口直径限制在12mm，在束带近胃壁侧装有环形水囊，并于置于腹部皮下的注水装置相连。术后通过注水或放水调节出口内径。早期饮食教育至关重要，放置胃小囊扩张。术后2年2型糖尿病缓解率为60%。此种术式再手术率和复发率较高，目前临床上已很少使用。

（4）胆胰旁路术：虽然减重效果好，2型糖尿病缓解率可达95%，但手术操作极为复杂，并发症和死亡率均较高，容易出现维生素、微量元素、营养物质特别是蛋白质缺乏，术后必须严格监控营养代谢紊乱状况，并予以补充。对于BMI ≥ 50kg/m^{2}的严重肥胖伴2型糖尿病患者可以考虑选择此种术式。目前临床上较少使用。

代谢手术应该如何做术前评估和准备呢？

代谢手术的综合管理应由内分泌科和外科医师合作完成。

（1）术前筛查及评估：由具有内分泌专业知识的内科医师对于内科治疗效果不佳的糖尿病患者进行筛选，并对具有代谢手术适应证的患者进行术前评估。术前准备评估六要素如下。

1）明确诊断与评估：肥胖病因、体重与BMI、减重病史、肥胖相关合并症、主观减重意愿、排除手术风险大的人群、内分泌实验检测（包括促甲状腺激素测定，PCOS患者检查睾酮、皮质醇等）。

2）常规实验室检查：糖代谢（空腹血糖、餐后2h血糖、HbA1c、C-肽）、血脂、肝肾功能、尿常规、血常规、促凝血试验、营养评估（铁、维生素B_{12}、叶酸、维生素D_3等）。

3）心肺功能评估：睡眠呼吸暂停监测、肺功能监测、24h动态心电图和动态血压测定、超声心动图、胸片等。

4）消化系统评估：检测幽门螺杆菌，肝胆B超检查有无胆石症，上消化道内镜检查排除肿瘤等。

5）神经及精神系统评估：食欲与行为、精神疾患（抑郁症等）。

6）术前努力减重，积极控制血糖，戒烟，手术前后怀孕指导（针对育龄女性），手术费用知情指导等。

代谢手术有哪些近期和远期并发症？

（1）手术近期并发症：代谢手术的近期并发症有腹腔或胃肠道出血、肠梗阻、胃瘫、手术部位感染（包括吻合口瘘、腹腔感染、切口感染等），以及深静脉血栓形成、肺栓塞、肺部感染及呼吸衰竭、心血管意外等。部分患者可表现为短肠综合征，如反复餐后低血糖、呕吐、营养不良。发生的原因可能与手术方式、手术肠管旷置长度、术后胃肠道功能重建不良、术后胃肠道菌群失调、吻合口溃疡等相关。

（2）手术远期并发症：代谢术后胃肠道远期并发症主要有吻合口溃疡、腹泻、进食梗阻、腹痛、腹胀、恶心、呕吐、胆管扩张。手术对全身营养状况会产生影响，及时进行机体营养状况监测对营养不良的处理及保障远期疗效十分重要。十二指肠、空肠为微量元素、维生素摄取的主要部位，术后可出现血钙、铁、锌、维生素B_{12}、叶酸等缺乏，导致低钙血症、缺铁性贫血、巨幼细胞性贫血、脱发。由于术后摄食量在短期内减少，部分患者可合并倾倒综合征、消化功能紊乱，也有发生蛋白质营养不良的风险。接受Roux-en-Y胃旁路术（RYGB）的患者应随访骨密度，重度骨质疏松患者在补充钙和维生素D的同时可考虑加用双膦酸盐治疗。手术也与肾脏草酸盐结晶及尿路结石风险增加有关，个别严重病例可短期内进展为尿毒症。代谢手术对尿酸也有降低作用，但也有报道术后尿酸盐沉积增加导致痛风急性发作。

糖尿病患者代谢手术后如何判断疗效呢？

术后出现下列2型糖尿病治愈或缓解的表现，视为治疗有效：①无论术前采用饮食控制、口服药物治疗亦或胰岛素治疗的患者，术后不再需要上述任何的干预措施，亦可长期保持随机血糖<11.1mmol/L、空腹血糖<7.0mmol/L、口服葡萄糖耐量试验2h血糖<11.1mmol/L、糖化血红蛋白<6.5%。②术前须使用胰岛素方能控制血糖，而术后仅须口服药物或饮食调整即可控制血糖至正常者，可判定为临床部分缓解。③术前须口服降糖药物控制血糖，而术后仅须饮食调整即可控制血糖至正常者，可判定为临床部分缓解。④术前有明显的2型糖尿病并发症，如糖尿病肾病、糖尿病视网膜病变等，术后糖尿病并发症消失或缓解者，判定为治疗有效。⑤术前除2型糖尿病外，有代谢紊乱综合征的其他表现，如肥胖、高血脂、高血压、呼吸睡眠暂停综合征等，术后这些代谢紊乱综合征表现消失或缓解，亦判定为治疗有效。

代谢手术的风险有哪些呢？

手术治疗肥胖症伴2型糖尿病有一定的短期和长期风险，该治疗方法的长期有效性和安全性，特别是在我国人群中的有效性和安全性尚有待评估。术后并发症还包括出血、吻合口瘘、消化道梗阻、溃疡等。远期并发症包括营养缺乏、胆石症、内疝形成等。

代谢手术后该如何随访？

术后需要熟悉本领域的代谢手术医师、内科医师及营养师团队对患者进行终身随访。术后最初2年至少每6个月随访1次，以后至少每年随访1次。饮食指导是保证手术治疗效果、避免术后远期并发症、改善患者术后各种不适的至关重要的一环，其目的是形成新的饮食习惯来促进并维持减重的改善，同时又能补充必需的营养素，避免患者不适应，降低手术副作用发生的风险。

第三节　双胍类口服降糖药

——曲伸教授与你谈

目前双胍类药物由于其安全有效、广泛的调节代谢作用被各大指南推荐为2型糖尿病患者的首选药物。

目前双胍类药物中哪种药使用较多，安全性和疗效如何？

双胍类药物目前主要是二甲双胍，有控释片和缓释片两种，口服每日1~3次，根据患者的反应性和体重指数目前推荐剂量可以从0.5g起始，最大剂量可以每日3.0g。目前认为在应用双胍类药物时，只要适当掌握适应证及剂量，极少并发乳酸性酸中毒，因此在临床广泛应用，除了其降糖作用外，还发现其具有改善代谢、调节脂肪肝、治疗骨质疏松及预防消化道肿瘤的作用。

二甲双胍主要有哪些作用？

二甲双胍作用靶点较多，主要针对胃肠道、肝脏等靶点，可改善胰岛素抵抗，调节慢性炎症状态，提高外周组织对胰岛素的敏感性，促进糖无氧酵解，并减少肝、肾中糖原转化为葡萄糖进入血液。不刺激胰岛 β 细胞分泌胰岛素，并抑制食欲。单独应用二甲双胍不会发生低血糖。二甲双胍也可降低血胆固醇、甘油三酯水平，减少心血管并发症。

哪些人适宜用二甲双胍？

（1）二甲双胍是2型糖尿病患者的首选药物，主要用于超重（胰岛素抵抗为著）者，无严重心、肾等慢性并发症的2型糖尿病患者以及饮食控制及运动疗法未能有效控制高血糖者。

（2）二甲双胍可与其他降糖药联合应用，包括磺脲类、DPP-4酶抑制剂等。

（3）1、2型糖尿病患者胰岛素治疗时可加用双胍类，可提高疗效，减少胰岛素用量。

二甲双胍有哪些不良反应？

（1）食欲减退、恶心、呕吐、腹痛、腹泻等胃肠反应，餐中或餐后服用可缓解。开始治疗剂量不宜过大，一般2周后胃肠反应自行消失。

（2）乳酸性酸中毒，目前发生率颇低，仅为每年十万分之三。乳酸为糖无氧酵解的最终产物。糖在肌肉内氧化降解为乳酸，乳酸在肝中转化为糖原，从肾排出。双胍类提高肌肉糖无氧酵解，抑制乳酸在肝转变为糖原，并减少从肾排出，故血中乳酸有升高趋向。在年老、严重应激状态（严重感染，创伤等）、长期酗酒、有慢性肝肾病者，仍需慎用。

（3）怀孕时，药物可通过胎盘而引起胎儿畸形。

（4）禁用于线粒体糖尿病和极度消瘦患者。

二甲双胍的用法与用量是什么？

用法：0.5g，一日3次。最大剂量为每日3.0g，可分3次服用。

二甲双胍与磺脲类药物有哪些区别？

二甲双胍和磺脲类药物的区别详见表1。

表1　双胍类与磺脲类药物的比较

	双胍类	磺脲类
低血糖	单用不引起	可发生
体重	可减轻	可增加
高胰岛素血症	不促进	促进
血脂	胆固醇↓	部分胆固醇↓
心血管并发症	可降低	部分降低

第四节 磺脲类口服降糖药

——叶红英教授与您谈

磺脲类降糖药有哪些？

磺脲类药物是目前应用广泛的一类口服降糖药，主要通过刺激胰岛 β 细胞分泌胰岛素而降低血糖，因此适合有一定胰岛功能的糖尿病患者，不适合 1 型糖尿病和胰岛功能严重衰竭的 2 型糖尿病患者。

第一代磺脲类药物自 20 世纪 50 年代开始用于临床，有甲苯磺丁脲（D860）和氯磺丙脲。目前临床应用很少，趋向淘汰。

第二代自 20 世纪 60 年代开始用于临床，包括格列苯脲（优降糖）、格列喹酮、格列齐特及其缓释片、格列吡嗪及其控释片。

格列苯脲（每片 2.5mg，使用剂量范围为 1.25mg~15mg，每日 1 次）的降糖作用在口服降糖药中最强，作用持续时间最长，因此容易导致低血糖甚至严重低血糖，老年糖尿病和有心脑血管并发症的患者应慎用，肝肾功能不全者忌用。目前临床使用越来越少。

格列喹酮（每片 30mg，常用剂量为 30mg~60mg，餐前口服，每日 3 次）起效快，持续时间短，降糖作用较温和，适用于老年糖尿病、糖尿病伴轻中度肾功能不全患者。

格列齐特（每片 80mg，常用剂量为 40mg~320mg）口服后胃肠吸收迅速，2~6 小时达高峰，作用持续时间可达 24 小时。其缓释片每片 30mg 或 60mg，常用剂量为 30mg~120mg。

格列吡嗪普通片（每片 5mg，常用剂量为 2.5mg~10mg，餐前口服，每日 2~3 次）起效快，降糖作用强于格列喹酮。格列吡嗪控释片每片 5mg 或 10mg，常用剂量为 5mg~20mg，每日 1 次。

第三代格列美脲起效快，作用时间长，但低血糖发生率较低。每天早餐前一次服用，常用剂量范围为每天 1mg~4mg，最多每天 8mg。

须注意的是，中成药消渴丸每 10 丸含 2.5mg 格列本脲。还有一些降血糖的中成药同样含有磺脲类药物，但药品说明书上未予注明，盲目使用危害极大。

在选用磺脲类降糖药时，专科医生会根据糖尿病患者的年龄、血糖水平、生活习惯、全身情况、合并用药等众多因素综合考虑后进行选择，并给予一个推荐治疗剂量。患者不宜自行选用。

哪些糖尿病患者可用磺脲类降糖药治疗？

该类药物降血糖的主要作用机制是刺激胰岛 β 细胞分泌胰岛素，故适用于胰岛 β 细胞有一定功能的糖尿病患者：①经饮食治疗、运动疗法仍不能很好控制血糖的非肥胖2型糖尿病患者。②经饮食、运动、双胍类和（或）α-葡萄糖苷酶抑制剂治疗不能良好控制血糖的肥胖型糖尿病患者。

哪些糖尿病患者不适合用磺脲类降糖药治疗？

2型糖尿病患者用饮食和运动治疗可达到满意效果者；有严重肝、肾功能损害者；合并严重感染、酮症酸中毒、高渗性昏迷、乳酸性酸中毒、进行大手术或创伤者；对磺脲类药有过敏反应者；糖尿病合并妊娠或妊娠期糖尿病患者；哺乳期妇女；肥胖的2型糖尿病患者一般不首选磺脲类降糖药，但在饮食、运动和二甲双胍治疗效果不佳时可联用。

使用磺脲类降糖药要注意什么？

使用磺脲类降糖药治疗时要注意应饭前服用，服用剂量遵医嘱。服药后要按时和规律进餐，否则有低血糖风险，特别是平素血糖控良好者。用药期间监测空腹和餐后随机血糖，特别是刚开始使用或调整剂量后。血糖控制不佳时及时就诊，调整剂量。

磺脲类药物可以联合二甲双胍或糖苷酶抑制剂或基础胰岛素等使用，但不可联合使用不同类的磺脲类药物或格列奈类降糖药。

磺脲类降糖药有什么不良反应？

磺脲类降糖药最主要和危害最大的不良反应是低血糖。使用剂量过大或肝肾功能不全、有使用禁忌者会发生低血糖；平素血糖控制良好的人在饮食不当（漏餐或误餐）、临时运动增加时也会诱发低血糖。

其他少见的不良发育包括胃肠不适、过敏反应（如皮肤瘙痒、皮疹、荨麻疹，偶见剥脱性皮炎）、血液系统异常（如白细胞减少、粒细胞缺乏、血小板减少、溶血性贫血等），偶可发生肝功能损害。

第五节 格列奈类促胰岛素分泌剂

——沈稚舟教授与您谈

在口服抗糖尿病药物中，格列奈类降糖药是较新面世的，且颇有特色，为糖尿病的抗高血糖治疗提供新的手段，并可与其他类口服抗糖尿病药物进行科学组合，提高其治疗作用。著名糖尿病专家沈稚舟教授就此类药物的适应证、禁忌证及注意事项做了详细的阐述。

什么是格列奈类降糖药？

格列奈类为一种作用较强的非磺脲类口服促胰岛素分泌药，可有效增加胰岛素的分泌。其作用机制与传统的磺脲类促泌剂类同，即两者均主要通过与胰岛 β 细胞膜上特异性受体（磺脲类受体）结合，从而开启信号传递系统，最终促使储存的胰岛素释放。格列奈类降糖药与磺脲类降糖药受体的结合点有所不同，且格列奈类降糖药不进入细胞。

格列奈类降糖药更重要的特点是吸收快速，且几乎完全被吸收。药物到达峰值时间快，约30分钟药物浓度即减50%，药物高峰时间与餐后血糖高峰一致。服药后血浆胰岛素浓度明显升高，降糖作用快速且明显。由于起效极快，故有"餐时降糖药"之称，即服药时间与进食时间一起进行，不易发生差错，不致因服药过早而发生低血糖，亦不致因服药过迟而致降糖效果不佳。

本人应用经验：降糖作用强度并不强于磺脲类，但降餐后血糖似更为方便，不易出现低血糖反应。

哪些人可选用格列奈类药物？

（1）对经饮食和运动治疗后降糖作用不满意、尤其以餐后高血糖为主、其胰岛细胞尚有一定的分泌胰岛素功能者可选用格列奈类药物。若胰岛功能严重减退乃至接近于丢失殆尽时不宜应用。

（2）目前无急性并发症（急性酮症酸中毒、高渗性非酮症综合征、感染、手术等）者。

（3）不合并妊娠、哺乳者。

（4）无严重肝、肾功能不全者。

目前可供选用的格列奈类药物有几种，服用方法如何？

目前可供选用的格列奈类药物有两种：瑞格列奈和那格列奈。前者为苯甲酸衍生物，后者为苯丙氨酸衍生物。

服用时药与餐同进，不进餐不服药。可单独使用或与其他降糖药合用。单独服用一般为一日3次，前者起始剂量为每次0.5mg，效不佳可酌情增加，最大单次量为4mg。后者起始剂量为120mg，效果不佳可酌情增量。

格列奈类药物不宜与哪些药合用？

由于格列奈类降糖药为胰岛素促泌剂，故不宜与同为促泌剂的磺脲类药物合用，以免增加胰岛细胞负担，又不能增加降糖作用。格列奈类降糖药的优点是餐时用药，易于把握，对餐后高血糖控制较为有效。

格列奈类药物可与哪些药合用？

不同类的降糖药合用为一应用趋势，其优点是可多个环节降糖，相互取长补短，提高降糖效果，相对减少一种药物的剂量，减少不良反应。格列奈类药物可与以下几类药物组合：二甲双胍，阿卡波糖（拜糖苹），噻唑烷二酮类（胰岛素增敏剂）。当然具体组合应视患者情况而定。

格列奈类降糖药可能有哪些不良反应？

格列奈类降糖药的低血糖反应一般轻微，给予糖类后较易纠正。偶见消化道反应，通常轻微，偶发腹痛、腹泻、恶心和便秘。此外还可有过敏反应，偶见皮肤瘙痒、发红、荨麻疹。

第六节　α-葡萄糖苷酶抑制剂

——刘志民教授与您谈

α-葡萄糖苷酶抑制剂是一类以延缓肠道糖类（碳水化合物）吸收为目的的降糖药物，对降低餐后血糖疗效可靠，是一种不同于磺脲类和双胍类的新型口服降糖药。经过20余年的应用，治疗效果如何？有哪些代表药物？服用这类药物要注意哪些问题？著名内分泌学教授刘志民为病友释疑。

α-葡萄糖苷酶抑制剂的降糖机制是什么？

α-葡萄糖苷酶抑制剂通过竞争性地抑制小肠上段的上皮细胞内α葡萄糖苷酶，使双糖向单糖的转化减少，从而延缓糖类的吸收，降低餐后高血糖。长期使用可使餐后血糖降低20%，可使空腹血糖降低10%。

α-葡萄糖苷酶抑制剂应用以来疗效如何？

目前常用的α-葡萄糖苷酶抑制剂主要有阿卡波糖（拜唐苹）和伏格列波糖（倍欣）。其他还有一些正在研制之中。

阿卡波糖与伏格列波糖作用部位有所不同，阿卡波糖不仅抑制α淀粉酶，对麦芽糖酶、异麦芽糖酶、转移酶和蔗糖酶也有作用，而伏格列波糖主要抑制后四种酶，其抑制二糖苷酶类（蔗糖酶、麦芽糖酶等）作用最强。

美国权威机构FDA最早批准的α-葡萄糖苷酶抑制剂是哪个药？

阿卡波糖（拜唐苹）是德国拜耳公司生产的世界上第一个经美国食

品药品监督管理局（FDA）批准的 α-葡萄糖苷酶抑制剂，因其独特的作用机制、确切的临床疗效、良好的安全性和耐受性而日益成为2型糖尿病的一线治疗用药，可以有效降低餐后血糖值、空腹血糖值和糖化血红蛋白值。目前，全球有超过500万的糖尿病患者使用拜唐苹。在中国，拜唐苹自1995年上市至今，也已成为口服抗糖尿病药物的第一品牌。

拜唐苹的作用机制是什么？

食物中的绝大部分碳水化合物为复合糖如淀粉、蔗糖等，复合糖先后经唾液及胰液中的 α 淀粉酶作用分解为寡糖，寡糖必须在小肠上皮细胞刷状缘处被 α-葡萄糖苷酶分解为葡萄糖才能被吸收，导致餐后的血糖高峰。拜唐苹可在小肠上皮细胞刷状缘处和寡糖竞争而与 α-葡萄糖苷酶相结合，寡糖的消化吸收即受阻碍。通常淀粉和蔗糖消化至可吸收的葡萄糖是很快的，有人计算若葡萄糖苷酶的活性降低50%，肠内物质完全消化至可吸收的葡萄糖所需要的时间则增加了1倍，机体就可以有足够的时间来产生胰岛素，以利用肠道吸收的葡萄糖，从而避免了餐后血糖高峰，使体内血糖和胰岛素的曲线更加吻合。

拜唐苹独特的降低餐后血糖的作用机制填补了有效控制餐后血糖的空白，这是因为目前口服抗糖尿病药物的作用大多数集中在控制空腹血糖上。

影响餐后血糖的因素主要有哪些？

餐后血糖的高低主要有以下几种因素决定：①肠道对葡萄糖的吸收，是决定餐后血糖的主要因素。②胰岛素的分泌。③外周组织的利用。因此，从作用机制出发，拜唐苹竞争性抑制 α-葡萄糖苷酶，延迟碳水化合物的分解，减慢葡萄糖吸收入血，降低餐后血糖峰值。

拜唐苹的作用特点有哪些？

拜唐苹是经过世界多中心、大范围临床验证的降糖药，临床证明它有以下特点。

（1）疗效明确，单药或联合治疗均为首选。拜唐苹不仅降低餐后血糖，对空腹血糖和糖化血红蛋白（HbA1c）也有显著的降低作用，因此并非只有餐后血糖升高的患者才能使用拜唐苹，只要是确诊2型糖尿病的患者都可以首选服用拜唐苹。多项研究证实拜唐苹对改善糖代谢有肯定疗效，治疗2~3个月时即达最大降糖效果，以后可一直保持。使用拜唐苹以后，餐后血糖高峰可下降20%或更多。13项临床试验结果显示，单纯饮食控制的2型糖尿病患者加用拜唐苹后，可平均降低糖化血红蛋白（HbA1c）0.9%、餐后血糖54mg/dl（3mmol/L）、空腹血糖24mg/dl（1.33mmol/L）。

大量的医学研究证实拜唐苹的降低空腹血糖和糖化血红蛋白作用与磺脲类和二甲双胍相仿，但降低餐后血糖方面拜唐苹独具优势。糖尿病患者胰岛功能逐渐衰竭，往往需要同时使用几种抗糖尿病药物，由于磺脲类、二甲双胍和胰岛素主要作用于空腹血糖，因此，拜唐苹降低餐后血糖的独特作用机制使之在联合治疗中具有特殊的优势，在磺脲类、二甲双胍和胰岛素治疗不能有效降低餐后血糖时都可以选择拜唐苹联合治疗。

拜唐苹不仅可以降低血糖，而且可以降低血脂，改善胰岛素抵抗，维持或降低体重，全面控制心血管危险因素，对降低糖尿病心血管并发症具有深远意义。

（2）安全可靠。拜唐苹作为世界上第一个 α-葡萄糖苷酶抑制剂，其安全性已得到世界范围的广泛临床验证。拜唐苹对肝肾功能的影响最小，这是因为拜唐苹主要在胃肠内起作用，只有1%吸收入血，故对肝、肾影响小。拜唐苹有保护胰腺功能的作用，久用不会引起体重增加和低血糖反应。拜唐苹与 α-葡萄糖苷酶结合具有可逆性，经2~3小时后，拜唐苹缓慢地被水解下来，因此，拜唐苹只是延缓了葡萄糖的吸收，使餐后血糖峰值降低，并不影响葡萄糖总体的吸收量，不影响能量的供给和营养物质的吸收。

（3）不良反应少。在疗程开始阶段，部分患者可能会因碳水化合物在结肠发酵增加而出现腹胀等腹部不适，但这种不威胁生命的不良反应往往可以耐受，并可随着疗程的继续而减轻，甚至消失。采取从小剂量开始服药、逐渐加量的办法亦有助于减少腹胀等不良反应的发生。

为什么说稳定餐后血糖是糖尿病防治的根本？

糖尿病的根本病因在于糖代谢功能紊乱，机体不能充分利用糖，导致了血糖升高以及一系列代谢紊乱与各种并发症。人在进食时会有大量糖分经过肠道吸收入血，造成血糖升高，而餐后血糖的升高尤为明显。有时虽然服降糖药了，但只能一定程度上降低血糖，而一般不能将餐后血糖控制在理想范围，如果加大降糖药物的剂量则可以降低餐后血糖至正常范围，但药物剂量过大可能造成除餐后之外其他时段的低血糖，出现一系列低血糖反应，为避免低血糖，最终不得不牺牲餐后血糖而将降糖药物剂量维持在可以接受的水平。久而久之，长期的餐后高血糖就会加快各种并发症的进展，最终不能很好地控制糖尿病。目前已明确餐后高血糖对胰岛的毒性作用，及对大血管、微血管、肾脏并发症的影响远远大于空腹血糖。

那么显而易见，如果在进餐时就能很好地控制高血糖，则等于在糖分吸收之前就控制了血糖，避免了其后血液循环中的糖分堆积，所以说降餐后血糖是控制高血糖的根本。

拜唐苹由于独特的降餐后血糖作用，已被医学界誉为控制糖尿病的革命性药物。

拜唐苹可以预防糖尿病吗？

是的，著名的里程碑性研究STOP-NIDDM（即糖尿病预防研究）已证实拜唐苹可以预防糖尿病。

（1）降低糖尿病危险。STOP-NIDDM研究资料证实，应用拜糖苹降低餐后血糖高峰可以阻止糖耐量受损（葡萄糖耐量减退）进展为2型糖尿病，甚至恢复正常糖耐量。以单次口服葡萄糖耐量试验（OGTT）诊断的糖尿病计算，阿卡波糖使进展为糖尿病的相对风险降低了33%，而且，拜唐苹将糖耐量转为正常的比例至少增加了29.5%。研究结果显示，用阿卡波糖治疗是一种防止高危人群发生2型糖尿病的可行方法。通过阿卡波糖治疗4年可达到迅速和持续的预防效果，并且在整个治疗期间该疗效得以保持。

（2）对不同的患者均有效。阿卡波糖可有效降低多种类型患者发生糖尿病的风险。对于肥胖和非肥胖、任何年龄和性别的患者均有明显的预防糖尿病发生的作用。

STOP-NIDDM强调早期干预血糖异常，代谢状态的衰退是可以避免的。该研究验证了以餐后高血糖为控制目标，可以减少进展为2型糖尿病患者。目前美国FDA已批准拜唐苹用于预防糖尿病，国家药品监督管理局也已批准拜唐苹用于糖尿病预防。

服用拜唐苹应注意什么？

（1）对本品过敏者，孕妇，哺乳期妇女，18岁以下青少年，肠炎症、溃疡病、转氨酶升高者禁用。

（2）α-葡萄糖苷酶抑制剂应在进餐时随第一口主食一起嚼碎后服用，服用的时间与药效及药物代谢有明显的关系。从小剂量开始，视血糖控制情况与消化道反应情况逐渐调整剂量。治疗期间应严格控制饮食。不能自行中断正常的服药，否则会引起血糖升高。

（3）单用α-葡萄糖苷酶抑制剂一般不会引起低血糖，但如与磺脲类或胰岛素联合使用可能引起低血糖。但应注意，一旦出现低血糖，由于使用了α-葡萄糖苷酶抑制剂，则口服蔗糖或食物时因消化吸收受抑制，而不能提高血糖水平，故应以静脉注射葡萄糖为宜。

第七节　DPP-4酶抑制剂类药物
——孙亮亮教授与您谈

胃肠道是机体重要的内分泌器官，肠道内分泌细胞在代谢调节中的作用日益受到重视。20世纪初期，人们发现摄入营养物质后，从肠道分泌的某种激素可以刺激胰岛素分泌从而产生降低血糖的作用。1969年出现肠-胰岛轴的概念来描述肠道与胰岛之间的关联，提示这样一个系统能够整合从肠道到胰岛之间的营养、神经和激素信号，从而调控胰岛素、胰高糖素、生长抑素或胰多肽的分泌。营养物质，尤其是碳水化合物可刺激这类激素的释放，当血糖升高时刺激胰岛素释放。

人体内主要有两种肠促胰素：GIP和GLP-1。肠促胰素引起的胰岛素分泌量占全部胰岛素分泌量的50%~70%，而且肠促胰素刺激胰岛素分泌的作用具有葡萄糖浓度依赖的特点，故在调节血糖的同时引起低血糖的风险很低。此外，研究还发现，肠促胰素尤其是GLP-1可抑制胰腺α细胞分泌胰高糖素，并有减轻体重、改善β细胞功能和在动物模型中增加β细胞量的作用，可对2型糖尿病患者的代谢异常进行多方面的调控。

目前有两大类药物，分别是GLP-1受体激动剂和DPP-4酶抑制剂。DPP-4酶抑制剂通过阻止DPP-4酶降解体内GLP-1，使得GLP-1在生理浓度范围内有一定程度的升高。

何为DPP-4酶抑制剂，其降糖机制是什么？

人体内GLP-1的生物活性主要受二肽基肽酶-4（DPP-4）的严密调节，DPP-4可去除GLP-1的N端二肽，使之失去活性。机体产生的活性GLP-1由于受到二肽基肽酶的降解和肾脏排泄的影响，在体内的半衰期仅为90秒左右，严重限制了GLP-1的应用。DPP-4酶抑制剂通过抑制二肽基肽酶-4而减少GLP-1在体内的失活，增加GLP-1在体内的水平，促进胰岛素分泌，抑制胰高血糖素分泌，进而达到控制血糖的目标。

DPP-4酶抑制剂作用机制与磺酰脲类药物的作用机制不同，在葡萄糖水平较低时，磺酰脲类药物也可增加胰岛素分泌，容易导致低血糖。二肽基肽酶-4抑制剂发挥作用为葡萄糖依赖性，低血糖发生几率小，且不增加体重，对2型糖尿病患者而言，用药前景更大。

DPP-4酶抑制剂有哪些，疗效如何？

目前在国内上市的DPP-4酶抑制剂为西格列汀、沙格列汀、维格列汀、利格列汀和阿格列汀。

在我国2型糖尿病患者中的临床研究结果显示，DPP-4酶抑制剂可降低HbA1c0.4%~0.9%。在以二甲双胍为基础治疗，再加用DPP-4酶抑制剂与其他多种降糖药物，包括磺脲类、噻唑烷二酮类的许多对比研究中，显示DPP-4酶抑制剂在降低HbA1c方面与对照药的疗效相当。在中国2型糖尿病人群的对比研究中，维格列汀与阿卡波糖降低HbA1c的作用相似。需要注意的是，DPP-4酶抑制剂降低HbA1c程度与基线HbA1c水平有一定的关系，即基线HbA1c水平高的降低幅度明显。我国的研究显示，在二甲双胍联用西格列汀的基础上加格列美脲、格列齐特缓释片、瑞格列奈或阿卡波糖后可以进一步降低HbA1c。单独使用DPP-4酶抑制剂不增加低血糖发生的风险，DPP-4酶抑制剂可中性或轻度增加体重。

DPP-4酶抑制剂均为口服制剂，使用方便，也具有葡萄糖浓度依赖性降低血糖作用，低血糖发生率低，对体重影响小，已有报道阿格列汀和沙格列汀对脑血管疾病的长期安全性良好，胃肠道不良反应少。目前DPP-4酶抑制剂在国内被批准用于单药与二甲双胍、磺脲类联合应用。

DPP-4酶抑制剂的心血管、肝肾安全性如何？

西格列汀、沙格列汀、阿格列汀不增加心血管病变发生风险。在2型糖尿病患者使用沙格列汀的心血管结果评估研究中观察到，在具有心血管疾病高风险的患者中，沙格列汀的治疗与因心力衰竭而住院的风险增加相关。

在有肾功能不全的患者中使用西格列汀、沙格列汀、阿格列汀和维格列汀时，应注意按照药物说明书来减少药物剂量。在有肾功能不全的患者中使用利格列汀时不需要调整剂量。

西格列汀用于轻度或中度肝功能不全的患者不需要进行剂量调整，尚无严重肝功能不全患者使用的临床经验。维格列汀不推荐用于开始给药前血清谷丙转氨酶或谷草转氨酶大于正常上限3倍的患者；罕见有肝功能障碍（包括肝炎）的报道，需要进行定期检测肝酶；对于用药中发生肝酶异常者，在肝功能检测恢复正常后，不建议重新使用。沙格列汀用于中度肝功能不全的患者需谨慎，利格列汀在不同程度肝功能不全的患者中使用，均不需要调整剂量。

第八节 SGLT-2i类药物

——宝轶教授与您谈

钠-葡萄糖共转运蛋白抑制剂是一种新型口服降糖药，其作用机制是抑制近端肾小管钠、葡萄糖重吸收，促进尿糖排泄，从而降低血糖浓度，该类药物不仅能有效降低糖化血红蛋白，且低血糖风险低，还可减轻体重，降低血压，心血管结局研究亦证明其能降低心血管事件和终末期肾脏疾病风险，可以单药治疗，也可与其他降糖药物和胰岛素联合应用，有良好的安全性和耐受性，可以给患者带来较大获益。内分泌专家宝轶教授为您介绍相关内容。

什么是SGLT-2抑制剂？

钠–葡萄糖共转运蛋白抑制剂（SGLT-2i）是一种新型口服降糖药，其通过抑制钠–葡萄糖共转运蛋白2，减少葡萄糖重吸收，增加尿糖的排泄，达到降低血糖的目的，其区别于常规降糖药物。以前的很多糖尿病口服药主要是通过促进胰岛素分泌、延缓葡萄糖吸收、增加组织对葡萄糖的利用、抑制肝糖原的输出、抑制胰高糖素的分泌等等发挥降糖作用，这些降糖药物具有各自不同的特点，对血糖的控制各有一定的优势，但是并没有解决糖尿病患者血糖过高、容量增加、肾糖阈升高和葡萄糖排泄失衡的问题。SGLT-2抑制剂的出现很好地解决了这些问题，它只依赖于血糖水平和肾小球滤过率，不依赖胰岛素的分泌，降糖疗效确切，无低血糖风险，减轻体重，降低血压，存在心血管和肾脏保护作用，可作为治疗各种类型糖尿病的支持或补充方法，满足了当前糖尿病治疗中部分未被满足的需求。目前，已经通过国家药品监督管理局（FDA）的批准，在中国上市的有多种SGLT-2抑制剂，其中比较有代表性的包括达格列净（安达唐）、卡格列净（怡可安）和恩格列净（欧唐静）。

SGLT-2i是如何被发现的？

SGLT-2i类降糖药物的前身和发现最早来源于植物有效成分根皮苷，早在1835年，法国化学家在苹果树根中提取了一种名为根皮苷的物质，这是一种天然的糖苷衍生物，最初用来治疗感染性疾病，尤其是疟疾，后来发现其具有增加尿糖的作用，能够抑制SGLT-1和SGLT-2。根据这个结果，思维活跃的化学家们产生了一个革命性的想法，制备一种通过抑制SGLT

提高葡萄糖由尿液排出的药物，从而利用这个新靶点、新机制治疗糖尿病。然而，根皮苷有两个无法忽视的弱点：第一选择性不高；第二在肠道内迅速分解为根皮素和葡萄糖，从而失去降糖的作用。因此，研发高选择性类似物以提高生物利用度及安全性成为热点。在进行的一系列药物化学改造中，其目的一方面是提高活性强度，另一方面是提高对SGLT-2的选择性作用，增加代谢和化学稳定性。最早由三菱田边制药（MitsubishiTanabe Pharma）公司开发的口服C-糖苷类钠依赖性葡萄糖2型共转运体（SGLT-2）抑制剂，能通过阻断近曲小管对葡萄糖的再吸收使滤过的葡萄糖从尿液中排出，降低血糖水平，最终由杨森制药公司向FDA提交注册申请。2013年3月首次获得美国FDA批准上市，临床用于治疗2型糖尿病。2014年1月，阿斯利康（美国）公司研发生产的达格列净经FDA批准上市。

肾脏每天是如何代谢葡萄糖的？

正常情况下，非糖尿病患者每天有160~180克的葡萄糖通过肾小球滤过，超过99%的葡萄糖被肾小管重吸收，仅1%的葡萄糖以尿液形式被排出体外。一般情况下当血糖浓度达到肾糖阈时葡萄糖会漏出到尿液中，血糖浓度超过肾糖阈越多，从尿中排出的葡萄糖就越多，在肾小管内的葡萄糖主要通过钠-葡萄糖共转运蛋白（SGLT）重吸收回到血液循环中，人类SGLT家族主要包括SGLT-1~SGLT-6，在体内广泛分布，其中SGLT-2是该家族中的重要一员，主要分布在近段肾小管的管腔侧细胞膜上，负责肾小管中90%葡萄糖的重吸收，另外10%的葡萄糖通过分布在远端肾小管的通道重吸收。糖尿病患者体内肾小球滤过的葡萄糖每天约为280克，出于对肾脏过量葡萄糖排出的适应，糖尿病患者肾糖阈增高。位于肾小管上皮的钠-葡萄糖协同转运蛋白2（SGLT-2）具有低亲和力和高转运力。糖尿病患者肾小管细胞SGLT-2表达上调，重吸收糖能力增加，血糖进一步升高，也就是肾糖阈增高，而SGLT-2抑制剂恰好可以解决这个问题。

SGLT-2抑制剂的作用机制是什么？

SGLT-2抑制剂通过非胰岛素依赖机制发挥降糖作用，并不依赖于胰岛

素分泌和 β 细胞功能，只依赖于血糖水平和肾小球滤过率。作为降糖药新靶点，由于其特异性分布在肾脏，对其他组织、器官无显著影响，SGLT-2 抑制剂的糖苷配基通过与葡萄糖竞争性结合 SGLT-2 蛋白，减少肾脏近曲小管对葡萄糖和钠的重吸收，降低肾糖阈，增加尿糖、尿钠和水分的排出，以降低血糖和容量负荷。因此，该类药物在 2 型糖尿病各个阶段均可使用，且低血糖风险低，同时具有减重（脂肪分布改变和能量代谢）、降压（尿钠排泄增多及渗透性利尿）、降血尿酸（促进近曲小管排泄尿酸，抑制集合管重吸收尿酸，促进机体排出尿酸增多）、降甘油三酯、降尿蛋白等多种改善代谢作用。

SGLT-2 抑制剂降糖的疗效如何？

目前的研究显示，SGLT-2 抑制剂拥有较好的降糖效果和代谢稳定性，患者的糖化血红蛋白（HbA1c）水平、空腹及餐后血糖均显著下降。SGLT-2 抑制剂为一种高选择性的、口服后活性较为稳定、作用持续时间较长的药物。其降低糖化血红蛋白 0.5%~1.0%，疗效与二甲双胍相当，优于西格列汀、磺脲类药物，在使用其他降糖药物，如二甲双胍、磺酰脲类药物、DPP-4 酶抑制剂、噻唑烷二酮等口服药或胰岛素的基础上，仍能进一步降低糖化血红蛋白。与胰岛素联合使用时，还可减少每日胰岛素用量 6~9U。动态血糖监测显示，应用 SGLT-2 抑制剂还可有效改善血糖波动。最新的临床研究数据也显示，具有独特作用靶点和机制的 SGLT-2 抑制剂，无论是单用或与其他降糖药联用，均能降低糖化血红蛋白水平，有效控制糖尿，打破了常规降糖药在治疗方面的短板。

SGLT-2 抑制剂可以减轻体重和改善代谢异常吗？

SGLT-2 抑制剂不仅可以通过抑制肾小管对葡萄糖的重吸收降低血糖，还可以通过调节机体激素的分泌、保护胰岛 β 细胞进而达到改善代谢的综合效应。此外，SGLT-2 抑制剂还可以有效降低体重和血压，减轻体重 1.5~3.5kg，降低收缩压 3~5mmHg。SGLT-2 抑制剂一方面通过尿糖的排泄、尿钠的排出、细胞外液容量的减少促进体重减轻，另一方面，葡萄糖水平下降，促进脂质分解和脂肪酸氧化，患者体重进一步下降。达格列净的一项研究显示，其能使患者的腰围明显减小，这与脂肪量下降结论一致。大多数糖尿病患者体重超重，存在较大的胰岛素抵抗，因此降低体重对糖尿病患者有益。

SGLT-2抑制剂的排糖作用还能引起渗透性利尿，可有效降低体内的液体容量和钠离子容量，促进肾小球旁器的泌钠作用，进而导致肾素-血管紧张素系统受到抑制，导致血压降低。故而，应用SGLT-2抑制剂后，可观察到收缩压和舒张压均降低，并且联合使用常规降压药可以取得更满意的降压效果。

SGLT-2抑制剂可以使心血管获益吗？

目前，关于SGLT-2抑制剂在2型糖尿病患者血管获益的大型临床试验有EMPA-REG OUTCOME试验、CANVAS试验和DECLARE-TIMI 58试验等。EMPA-REG OUTCOME试验发现在对比主要终点心血管不良事件（MACE）中，恩格列净组比安慰剂减少14%，同时在对比次要终点中，恩格列净组全因死亡率、心血管死亡率均较安慰剂组显著降低。CANVAS试验发现坎格列净降低了主要终点事件MACE发生率，同时降低了心力衰竭住院风险。DECLARE-TIMI 58试验发现达格列净组心血管死亡或心力衰竭住院率较低。这三个大型研究都提示SGLT-2抑制剂在保护心血管方面具有一定的益处或者优势，这也是值得我们今后关注的重点，因为糖尿病的最大危害还是心脑血管疾病。

SGLT-2抑制剂可以延缓肾病进展吗？

起初有人担心：SGLT-2抑制剂作用于肾小管会不会损害肾脏？可临床研究结果却让人眼前一亮，SGLT-2抑制剂不但不损害肾脏，而且还有肾保护作用。研究显示，卡格列净可以降低蛋白尿36%，降低蛋白尿风险27%，蛋白尿逆转（从大量到少量，从少量到微量，从微量到转阴）率为70%，降低肾脏事件（肾功能恶化、透析、肾病死亡等）风险40%。因此，卡格列净于2019年9月被美国FDA批准用于降低糖尿病肾病患者肾功能恶化和发展到终末期肾病（尿毒症）的风险。EMPA-REG OUTCOME试验显示，恩格列净使新发肾病或肾病恶化风险降低39%，进展至大量蛋白尿的风险降低38%，肌酐翻倍风险降低44%，起始肾脏替代治疗风险降低55%。美国糖尿病协会（ADA）和欧洲糖尿病研究学会（EASD）最新更新的共识中提到，基于DECLARE-TIMI 58研究，达格列净可以很大程度降低心衰和慢性肾衰的发病风险。该共识推荐2型糖尿病患者使用SGLT-2抑制剂预防慢性肾病进展及预防心衰、心血管事件、心因死亡发生。尽管对肾脏终点的定义并不统一，不同心血管结局研究（CVOT）结果一致，表明SGLT-2抑制剂可降低肾脏事件风险。

SGLT-2抑制剂的适用人群及用法是什么？

SGLT-2抑制剂可应用于成人2型糖尿病，当饮食和运动不能使血糖得到满意控制或二甲双胍不能耐受时，可单独使用，也可与其他口服降糖药物及胰岛素联合使用。由于SGLT-2抑制剂的药理作用依赖一定水平的肾小球滤过率（eGFR），故要求患者eGFR>60或45ml/（min.1.73m^2）。

针对特殊人群的使用：①老年患者：在原有治疗方案疗效不佳时可加用SGLT-2抑制剂，耐受性良好，总体不良事件没有增加，但是当eGFR<60ml/（min.1.73m^2）时，低血糖风险、低血容量、肾损伤风险升高，因此，老年患者需监测其肾功能。另外，对于年龄≥75岁的老年患者、65~74岁但伴有老年综合征（如肌肉减少、认知能力下降和日常生活能力下降）以及可能发生体液流失的患者来说，SGLT-2抑制剂的使用应极其谨慎，确保患者在用药期间定期饮用适量的水。②肝肾功能不全患者：当中度肾功能不全患者45 ≤ eGFR<60ml/（min.1.73m^2）时，SGLT-2抑制剂需要减量使用。轻、中度肝功能不全患者可使用。③1型糖尿病、儿童、青少年、孕妇和哺乳期妇女：SGLT-2抑制剂没有在1型糖尿病中使用的适应证。儿童、青少年及孕妇和哺乳期妇女中无使用SGLT-2抑制剂的数据，暂不推荐在此类人群使用。

美国食品药品监督管理局（FDA）批准达格列净、卡格列净和恩格列净的起始剂量分别为5mg、100mg和10mg，根据血糖控制的需求和是否耐受可调整至最大剂量10mg、300mg和25mg，每日一次口服。达格列净和恩格列净餐前或餐后均可服用。坎格列净需要在第一次正餐前口服。

SGLT-2抑制剂会增加低血糖风险和其他不良事件吗？

SGLT-2抑制剂单药治疗不增加低血糖发生风险。与二甲双胍、DPP-4酶抑制剂、噻唑烷二酮等药物联合使用时，低血糖发生的风险也没有明显增加，与胰岛素或磺脲类药物联合使用时低血糖风险增加，建议与胰岛素或磺脲类药物联合使用时，注意调整胰岛素或磺脲类药物的剂量，避免低血糖发生。

对于SGLT-2抑制剂的长期使用还有一些不良事件需要关注，如膀胱癌、骨折、足趾截肢风险以及急性肾损伤风险等，仍需要研究和证据观察SGLT-2抑制剂和这些风险之间是否存在因果关系。

SGLT-2抑制剂是否会增加泌尿生殖系统感染的风险？

SGLT-2抑制剂促进大量葡萄糖从尿液中排出，增加了泌尿生殖道局部的葡萄糖浓度，导致发生细菌和霉菌感染的机会增加。但多为轻至中度感染，常规抗感染治疗有效，女性较男性生殖道感染发生率稍高，因此，在使用药物的第一个月，需要关注患者是否出现感染的症状和体征。半年内反复发生泌尿生殖道感染的患者不推荐使用，在使用过程中，如发生感染并需要抗感染治疗时建议暂停SGLT-2抑制剂。建议注意个人阴部卫生，适量饮水，保持小便通畅，减少感染发生。同时，此类药物有渗透性利尿作用，在老年人、应用利尿剂及有血容量下降风险的患者中应谨慎使用。

SGLT-2抑制剂是否会诱发糖尿病酮症酸中毒？

糖尿病酮症酸中毒（DKA）是SGLT-2抑制剂不常见但严重的不良反应。SGLT-2抑制剂所致的DKA血糖轻度升高或正常，主要表现为恶心、呕吐、腹痛、全身不适和呼吸短促。多数患者存在手术、过度运动、心肌梗死、卒中、严重感染、长时间禁食等诱因。当出现多尿、腹痛、恶心/呕吐、神志不清等糖尿病酮症酸中毒的症状时应及时就医。明确诊断为DKA的患者，应立即停用SGLT-2抑制剂。为降低患者在使用SGLT-2抑制剂期间发生DKA的风险，建议在择期手术、剧烈体力活动前24小时停用药物，避免停用胰岛素或过度减量，口服药物治疗期间避免过多饮酒及极低碳水化合物饮食。

第九节　胰岛素的合理应用

——陆菊明教授与您谈

20世纪20年代，人类第一次发现并应用胰岛素治疗糖尿病，这是一个伟大的里程碑。100多年过去了，人类对胰岛素有哪些进一步的认识？哪些人需要用胰岛素呢？请听解放军总医院内分泌科主任陆菊明教授为您一一道来。

什么是胰岛素？它有什么作用？

胰脏是人体腹腔内的主要器官之一，由外分泌腺和内分泌腺两部分组成。外分泌腺产生消化液，帮助食物消化。内分泌腺为胰岛组织，是胰岛细胞组成的细胞群。胰岛素就是由胰岛 β 细胞分泌的，是降低血糖的激素，也是体内唯一能降低血糖的激素。

哪些糖尿病患者需要用胰岛素？

糖尿病患者都存在不同程度的胰岛素缺乏，有的是绝对缺乏，有的是相对缺乏。以下是使用胰岛素的适应证。

（1）1型糖尿病患者，存在胰岛素绝对缺乏。

（2）2型糖尿病患者口服降糖药失效或初诊时血糖过高。

（3）2型糖尿病患者出现急性并发症或严重慢性并发症。

（4）2型糖尿病患者在应激情况下，如严重感染、中等以上大手术、创伤等。

（5）糖尿病合并妊娠或妊娠期糖尿病。

（6）多种继发性糖尿病如胰腺切除、肢端肥大症、皮质醇增多症等。

使用胰岛素会产生成瘾性吗？

人体可以产生胰岛素，糖尿病患者体内胰岛素绝对或相对不足就会引起血糖升高。多数2型糖尿病患者仍有分泌胰岛素能力，可以用口服降糖药有效控制血糖，但1型糖尿病、妊娠糖尿病及部分2型糖尿病患者，尤其是病程长者，需要用胰岛素治疗才能良好控制血糖。

部分2型糖尿病患者在临时需要胰岛素治疗的情况去除后，仍可改用口服降糖药。因此，用胰岛素治疗不会"成瘾"。糖尿病患者用胰岛素是来降低血糖的，如不用或停用，1型糖尿病患者即胰岛素完全缺乏者会出现急性并发症如酮症酸中毒，2型糖尿病患者则血糖有可能再度上升，但这不是"成瘾"，而是缺少胰岛素的后果。

胰岛素治疗有什么不良反应？

胰岛素治疗最常见的不良反应是低血糖，这往往是由使用胰岛素剂量过大、进食不足或延迟等因素造成的。避免低血糖反应的主要措施是经常监测血糖，使血糖水平处在一个相对安全的范围内。此外，还可出现局部或全身过敏反应、皮下脂肪萎缩等。如胰岛素反复注射于同一部位，可形成皮下硬结；在开始胰岛素注射的1~2周内，或原来病情控制不佳、胰岛素治疗后使血糖迅速下降者，可出现暂时性胰岛素性水肿和短期视力模糊（由屈光不正引起）。使用胰岛素的糖尿病患者易引起体重增加，如肥胖者，使用胰岛素时一定要加强饮食控制和运动治疗。

肥胖的2型糖尿病患者能不能用胰岛素治疗？

肥胖的2型糖尿病患者往往已经存在高胰岛素血症和胰岛素抵抗，对胰岛素不敏感，所以一般情况下不需要用胰岛素治疗，但这并不等于肥胖的2型糖尿病患者一定不能用胰岛素治疗。有些患者口服降糖药失效或对口服降糖药过敏、不能耐受，出现糖尿病急症，在应激情况下等均应使用胰岛素。有些患者属于临时使用，有些则需长期治疗，不过肥胖的2型糖尿病患者在使用胰岛素治疗的同时，更应进行积极的饮食控制和运动。

糖尿病患者使用胰岛素时应如何调整剂量？

胰岛素的每日需要剂量应个体化。如无急性并发症，初始剂量可为每日12~20单位，或按体重计算初始剂量（每天0.4~0.5U/kg）。因血糖高低不同，且个体对胰岛素的敏感性差异较大，因此具体剂量因人而异。密切随访餐前、餐后血糖，根据血糖每3~5天调整一次剂量，每天增减4单位左右直至血糖控制。具体方法举例：如早餐前血糖高应增加晚餐前或临睡前的中效或长效胰岛素剂量；如临睡前血糖高应增加晚餐前短效胰岛素剂量。

反之，如出现血糖偏低，则相应减少胰岛素剂量。在调整胰岛素剂量期间要尽量保证饮食、运动的规律性，这样便于调整好剂量。总之，调整胰岛素剂量一定要配合饮食、运动、工作强度的变化而灵活掌握，同时应避免低血糖。

使用胰岛素会产生哪些过敏反应，如何处理？

普通的动物胰岛素因纯度不高，与人胰岛素相比，引起过敏反应的几率要高一些。

常见的是局部过敏，表现为注射处红肿、灼热、瘙痒、皮疹、皮下硬结。局部过敏的处理方法有：①换用另一品牌胰岛素制剂。②经常变换打针的部位。③必要时口服抗组胺药。

全身的过敏反应很少见，主要表现为荨麻疹、紫癜、血清病样反应、血管神经性水肿、支气管痉挛，甚至过敏性休克。处理方法有：①改用高纯度人重组胰岛素，对用人重组胰岛素过敏者，改用胰岛素类似物，如门冬胰岛素（诺和锐）、赖脯胰岛素（优泌乐）、甘精胰岛素等。②如2型糖尿病患者情况许可，可暂时停用胰岛素，待过敏反应消失后再进行脱敏治疗。若不能停用胰岛素，必须立即脱敏治疗，这需要在医院进行。③必要时口服抗组胺药，重者应予糖皮质激素或肾上腺素治疗。

使用胰岛素后出现水肿怎么办？

使用胰岛素引起的水肿，为暂时性的，轻者数天内就可自行消退，重者1~2周内消退，一般不必特殊治疗。但水肿严重者，可用利尿剂对症治疗。对有血压增高或有肾脏病、心脏病者则应给予相应治疗。

第十节 人胰岛素类似物
——石勇铨教授与您谈

胰岛素是治疗糖尿病的一个非常重要的药物，大部分糖尿病患者在其不同阶段都会使用胰岛素治疗，胰岛素对部分患者甚至是不可或缺的。胰岛素类药物的临床应用是糖尿病治疗中的一个里程碑，改变了糖尿病的治疗方式。虽然人胰岛素制剂的研制成功极大地提高了降糖疗效，但临床发现尚存在某些不足之处，要想理想地控制糖尿病在有些患者中并非易事。这促使了更加有效和安全的人胰岛素类似物的研制和问世。

什么是人胰岛素类似物？

人胰岛素由A和B两条肽链组成，共有51个氨基酸按特定程序排列，A、B链由两个二硫键连接。如果将其结构进行修改，例如在某些序号上置换、删除或附加一个或几个氨基酸或蛋白质，就形成了另一个与人胰岛素类似但又不相同的物质，称之为人胰岛素类似物。结构经过修改了的人胰岛素类似物，保留了其血葡萄糖代谢的生物学效应，其他生物效应与人胰岛素有很大的区别。

为何要合成人胰岛素类似物？

使用胰岛素治疗糖尿病时，尽可能模拟人体胰岛 β 细胞分泌胰岛素的生理规律，以期取得全面控制全天血糖和明显减少低血糖反应的疗效。人胰岛素制剂经一日单次或多次注射后，已能使大多数患者的血糖和糖化血红蛋白得到很好控制，然而，出现低血糖反应的机会还不少，尚有小部分患者的糖尿病控制还不够理想。究其原因，主要是胰岛素制剂通过皮下注射的方式给药，难以达到很好模拟生理规律的要求，而速效和长效人胰岛素类似物联合应用，可更好模拟24小时内负荷后和基础状态时 β 细胞分泌胰岛素的自然规律，可望取得更为理想的效果，且速效类似物因其起效甚速，药效时间短，故后发低血糖反应也明显减少。

胰岛 β 细胞分泌胰岛素的正常规律是怎样的？2型糖尿病时有何异常？

正常人于静脉快速注入葡萄糖溶液1~3分钟内即急速出现一个胰岛素分泌高峰，在10分钟内又迅速回落接近基线水平，这一尖峰医学上称为胰岛素第一时相分泌。10分钟以后慢速出现第2个胰岛素分泌高峰，即第二时相分泌峰，其大小和持续时间取决于当时高血糖的程度和持续时间。

此外，β 细胞在基础状态下，按代谢需要，在24小时内以脉冲方式分泌小量胰岛素，75%属高频脉冲，每6~10分钟分泌1次，少数为低频脉冲，约2小时1次，统称为基础分泌。

在2型糖尿病时，第一时相分泌消失或低平，第二时相增大，基础脉冲分泌变小而不规则。

胰岛 β 细胞正常分泌胰岛素有什么临床意义？

正常时，经静脉葡萄糖刺激后胰岛素第一时相分泌的存在对控制餐后不发生高血糖和高胰岛素血症极为重要。临床上以口服葡萄糖75g后30分钟（早时相）的胰岛素血浓度来粗略反映第一时相的分泌。研究证明，静脉滴注胰岛素使其血浓度高峰出现在进餐开始后30分钟内（模拟早时相），则其效果好，较高峰出现在30~60分钟的一组有显著统计差异。脉冲样的胰岛素基础分泌的完整性对基础和禁食后的血糖调控很重要，临床上不可忽视。

目前有哪些人胰岛素类似物制剂可用于临床？

现有速效和长效两种人胰岛素类似物制剂用于临床。速效胰岛素类似物制剂中有门冬胰岛素制剂、赖脯胰岛素制剂和谷赖胰岛素制剂，速效类似物制剂皮下注射后其六聚体比可溶性（短效）人胰岛素制剂更快解离成单体，故起效甚速，效应时间则较短。以门冬胰岛素制剂（诺和锐）为例，系由门冬氨酸置换人胰岛素B链第28位上的脯氨酸而成，其效应与置换前人胰岛素制剂有很大区别，参见表2，故可在糖尿病患者中恢复或模拟早时相分泌，因其作用较短，后发低血糖反应也少。

表2　诺和锐与中性可溶性人胰岛素对比

	诺和锐	中性可溶性人胰岛素
起效时间	10~20分钟	30分钟
达峰时间	40分钟	1~3小时
作用持续时间	3~5小时	8小时

　　诺和锐与常规人胰岛素相比，其药代动力学特性是常规人胰岛素的一半左右。其起效时间是10~20分钟，达峰时间为40分钟，作用持续时间是3~5小时。

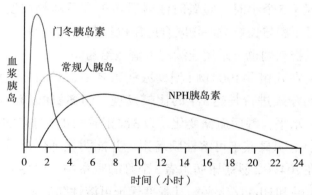

图1　门冬胰岛素与人胰岛素作用时间对比

　　长效类似物制剂中有甘精胰岛素、地特胰岛素和德谷胰岛素。以甘精胰岛素制剂为例，系在原来人胰岛素A链21位置换成甘氨酸，在B链末端（第30位）之后额外附加2个精氨酸而成，与一般长效胰岛素的区别是该药于皮下注射后在中性组织中形成沉淀，使药物吸收既慢又稳定，在24小时内血浆基础胰岛素趋于稳定，也不出现血胰岛素高峰，因而甚少发生低血糖反应；此药每天适量注射一次，连续注射无积蓄现象，故可模拟正常基础胰岛素分泌，有利于改善糖代谢。其他长效胰岛素类似物同样能够维持24小时稳定的胰岛素水平，无血胰岛素高峰，长期治疗无蓄积。

人胰岛素类似物制剂与人胰岛素制剂在作用和使用上有何区别？

人胰岛素类似物制剂适用于任何需要胰岛素治疗的糖尿病患者，尤其适合用于不能用现有药物获得理想控制，且常伴有低血糖反应的1型和2型糖尿病患者，对低血糖反应特别是夜间低血糖反应风险耐受性差者，如老年患者等以及在日常生活中需要一定灵活性，特别对按时进餐有困难的患者亦十分适用。

胰岛素类似物制剂与胰岛素制剂一样，主要采用皮下注射。速效类似物制剂应在进餐时（餐前即刻）皮下注射，餐后即刻补漏注射依然有效，但应尽量在进餐前注射，而对短效胰岛素制剂则要求在餐前30分钟皮下注射。初始剂量、必要的监测和剂量的调整方法应参照胰岛素应用原则，根据当时糖代谢控制状况、原用胰岛素剂量而定。由于速效胰岛素类似物作用持续时间仅3~5个小时，晚餐时注射后至午夜后药物浓度下降，血糖有上升趋势，因而需与长效类似物联合应用以控制基础血糖。

速效类似物制剂也可采用连续皮下输注给药。

临床上，在几组共1900例1型糖尿病患者中，对门冬氨酸胰岛素和可溶性胰岛素的疗效进行长达3年的比较发现，门冬氨酸胰岛素能明显降低并维持HbA1c水平，餐后血糖变化（以3次正餐间8个时点的血糖增量来表示）在统计学上明显低于可溶性胰岛素，并能明显降低严重夜间低血糖反应的发生。在204例2型糖尿病患者3个月的观察中，门冬氨酸胰岛素同样可降低餐后血糖和HbA1c水平，其程度优于可溶性胰岛素。

长效类似物，每日1次，可以每天任何时间皮下注射，一般推荐晚上8~10点注射，起始剂量为10单位左右，但须根据具体情况而定，并需监测血糖和调整剂量。

第十一节　胰岛素泵——控制血糖好帮手

——邹大进教授与您谈

据调查，有30%~40%的糖尿病患者需要每天多次注射胰岛素治疗，即使这样，他们中仍有不少的患者血糖控制不能达标，而且多次注射胰岛素会给糖尿病患者带来工作与生活的不便。那有没有什么解决的办法呢？糖尿病治疗专家邹大进教授与您谈谈如何解决这一治疗中的难题。

得了糖尿病必然会得并发症吗？

得了糖尿病并不一定会得并发症。2000年悉尼奥运会游泳冠军、糖尿病患者吉姆说："当你或者你深爱着的人不幸患上糖尿病后，你迟早会发现，糖尿病将陪伴人的一生。你孜孜以求的首要目标就是保持葡萄糖和胰岛素之间的平衡。"吉姆得了糖尿病后还能获得奥运会游泳冠军，这说明糖尿病并不可怕，可怕的是对糖尿病无知，认为糖尿病治不治无所谓，任凭血糖增高而不予理睬。世界上活得最久的糖尿病患者已经92岁高龄，她患糖尿病并注射胰岛素的历史已有65年，血糖一直保持正常，目前仍健康地活着。所以，只要保持健康的生活方式，维持血糖、血压、血脂正常范围，就能够避免并发症的发生，糖尿病患者仍然可以长寿。

注射胰岛素的糖尿病患者有何困惑与难题？

糖尿病分为1型和2型。1型糖尿病患者由于产生胰岛素的胰岛细胞发生病变，不能产生足够的胰岛素或根本不能产生胰岛素，血糖升高，因此必须依靠注射胰岛素来治疗。2型糖尿病患者体内可以产生胰岛素，但由于某些原因，早期机体细胞对胰岛素的作用发生抵抗，为了维持正常血糖，胰岛素分泌增多，当分泌的胰岛素不足以维持正常血糖时，血糖就会升高，久而久之，胰岛功能又会逐渐衰退，产生的胰岛素就越来越少。因此，早期2型糖尿病患者用口服降糖药治疗效果不错，10~30年后，多数患者就需要用注射胰岛素的方法来治疗了。

1型糖尿病患者由于自身几乎不能分泌胰岛素，必须每日多次注射胰岛素（至少每日4次），还必须经常监测血糖。这不仅给患者带来工作和生活的不便，还给患者带来很大的精神压力。但即使每日注射4次胰岛素，仍然不能完全模拟正常胰岛分泌胰岛素的作用，绝大多数患者的血糖难以稳定地控制在正常水平。

为什么注射了胰岛素后血糖水平还会波动呢？

注射了胰岛素后血糖水平还会波动，这是因为一方面人体血糖的变化是由多种因素造成的，如进食、紧张、感冒发热会使血糖水平升高。另一方面正常人胰岛细胞时时刻刻稳定地分泌胰岛素（称为基础或基线剂量，约1小时分泌1单位胰岛素），在进餐时还会分泌大量的胰岛素（称为脉冲剂量，每次分泌8~9单位胰岛素），但现有的胰岛素制剂和一日多次地注射方法并不能很好地模拟胰岛素的生理分泌模式，使进餐时血糖的高峰与胰岛素的作用高峰不能完全匹配。如果进餐后胰岛素的作用未达高峰，血糖就升高，而血糖偏低时胰岛素的作用却仍然存在，又会出现低血糖，如此反复，使患者失去稳定控制血糖的信心，令糖尿病患者十分困惑。

胰岛素泵控制血糖有何特点？

胰岛素泵是一种持续皮下输注胰岛素的装置，大小如BP机，可以挂在腰间。它通过一个细细的小软管将胰岛素输注到糖尿病患者腹部、上臂、大腿外侧等部位的皮下。它可以每次输注很微小的剂量，24小时连续输注，可以模拟正常人的胰腺分泌胰岛素。对于1型糖尿病患者或胰岛功能较差的2型糖尿病患者，使用胰岛素泵可以非常有效地控制血糖，使血糖维持在正常或接近正常的水平范围内。胰岛素泵控制血糖有以下优势。

（1）改善患者的血糖控制水平：因为它可以通过模拟正常胰腺的分泌方式来输注胰岛素，血糖控制更平稳，患者的糖化血红蛋白水平也能大大改善。

（2）减少低血糖的发生：胰岛素泵使用短效或速效胰岛素，同一部位小剂量持续输注，克服了常规注射方法的胰岛素吸收差异和吸收不良问题，严重低血糖的发生率平均降低80%。

（3）克服黎明现象：胰岛素泵可以分段设置夜间基础率，根据每个患者的情况，设置不同时间段的基础率，解决糖尿病患者常有的夜间低血糖和黎明现象问题。

（4）提高生活质量：使用胰岛素泵治疗可使患者在就餐、工作、睡觉及活动等的安排上获得更大的、在传统的多次胰岛素注射治疗中无法获得的自由。

（5）远期并发症的出现可以大大延缓：美国一项为期10年的糖尿病控制和并发症试验（DCCT研究）表明，进行强化治疗的糖尿病患者（42%佩带胰岛素泵）发生并发症的风险降低了60%，大大减少了远期医疗费用。

胰岛素泵治疗较常规胰岛素注射有哪些优势？

胰岛素泵治疗很简单。它的工作原理是模拟人体内胰腺 β 细胞生理性分泌胰岛素的变化模式——平时连续不断地输注微小剂量的胰岛素满足人体需要，进餐时输注大剂量胰岛素降低就餐引起的血糖升高（无论是简单的点心或是丰盛的节日宴会）。

第一，胰岛素泵使用的是短效或速效胰岛素，吸收差异小于3%。中长效胰岛素的吸收非常不稳定，所以常规注射的吸收差异可达50%！大多数使用常规注射的人也是由于这个原因无法很好地控制血糖。

第二，胰岛素泵可以连续地以精确的微小剂量输注胰岛素，减少胰岛素的皮下蓄积，从而减少低血糖的发生，更好地控制血糖。常规注射时，胰岛素会滞留在皮下，运动会影响这些滞留在皮下的胰岛素吸收进入血液的速度，使得血糖控制更加困难，血糖波动加大，甚至还可能出现低血糖！

第三，患者可以选择灵活的就餐时间和生活方式。因为患者可以灵活控制泵的输注时间和剂量，所以可以决定什么时间就餐、用多少量等问题，解决了一成不变的注射，没有了固定不变的饮食和生活安排，生活更加自由和健康，而这些都是常规胰岛素注射所无法做到的。胰岛素泵的出现使糖尿病治疗变得更简单、有效，患者的生活变得更美好！

胰岛素泵适用于哪些患者？

其实胰岛素泵适用于所有需要安全有效、作用稳定的胰岛素来模拟正常胰腺生理功能的糖尿病患者，如所有的1型糖尿病患者，胰岛功能较差、经常出现低血糖的2型糖尿病患者，脆性糖尿病患者，胃轻瘫的糖尿病患者，生活不规律的糖尿病患者，胰腺切除的患者等。有些情况也可短期使用胰岛素泵，如妊娠糖尿病患者、需择期手术的糖尿病患者等。

患1型糖尿病的儿童可以带胰岛素泵吗？

当然可以。美国最小的胰岛素泵佩带者是一名出生2周患胰腺肿瘤的婴儿。中国最小的胰岛素泵佩带者年仅2岁半。

1型糖尿病儿童，由于处于生长期，大量分泌生长激素，黎明现象明显，传统的中、长效胰岛素无法根据需求精确调整剂量，如用量较小，则无法控制黎明现象，导致空腹高血糖，如加大胰岛素用量，又会增加夜间低血糖的风险。胰岛素泵可以分时段设定24小时基础率，使基础胰岛素能够更加符合儿童的生长需求规律，在清晨的时候加大胰岛素基础率的输注，就能够很好地解决黎明现象。

儿童糖尿病患者除了血糖波动本身对生长发育产生严重影响外，每日多次胰岛素注射和严格的饮食控制更会深深影响孩子的心理健康。带泵后，孩子的血糖控制更加平稳，使用胰岛素泵还可以使孩子免受多次胰岛素注射带来的皮肉之苦，而餐前胰岛素剂量可根据进餐时间和食物摄入种类等灵活调整，同时让儿童加餐、少量吃零食更加方便。因此，使用胰岛素泵可以使儿童恢复相对正常的生活，其身心都得以健康成长。美国、加拿大、法国、澳大利亚等国政府就是在看到了胰岛素泵治疗儿童糖尿病患者的重要作用才将胰岛素泵治疗列入医疗保险的范围。

当然，由于儿童的认知能力和自我管理能力相对较差，因此，儿童使用胰岛素泵必须在成人的严密监管下进行。

佩带胰岛素泵安全吗？

佩带胰岛素泵比较安全。

使用胰岛素泵的人群往往自身胰岛功能较差，如果胰岛素泵使用过程中出现中断或输注过量的情况，就会造成严重后果。因此，胰岛素泵质量的监管非常重要。

好的厂商的胰岛素泵都有许多安全性能保证其安全运行，如：专利的安全马达技术，使其不会产生过量输注问题；最大基础率和最大餐前量的限定，能够有效避免误操作；内置低电量、工作不正常、排气不通畅的警报预设功能，能够及时发现使用过程中出现的安全问题，发出警报，使患者能够及时发现，避免安全问题的发生，患者即便是操作不当，也能够及时提醒，及时发现，及时纠正。除此之外，患者教育是保障胰岛素泵安全使用的重要环节之一。

安装胰岛素泵是否很贵，物有所值吗？

胰岛素泵的价格在人民币2万~10万元之间，每月耗材费用300~800元，很多人认为胰岛素泵使用成本昂贵，但经济账应该这样算：现在治疗糖尿病的费用80%用于治疗糖尿病慢性并发症，由于慢性并发症是不可逆转的，花费大量的治疗费用往往效果也不佳，而安置胰岛素泵，虽然平时治疗费用有所升高，但血糖水平严格控制到接近正常，可以大大减少急慢性并发症的发生，将来用于治疗并发症的费用可大大节省。当糖尿病患者因血糖控制不佳，面临失明、肾衰竭、心肌梗死、脑中风等严重并发症时，他可能会后悔当初怎么没下决心去安装胰岛素泵。因此，从某种意义上说，胰岛功能差的糖尿病患者及早安装胰岛素泵，严格控制血糖，减少血糖的剧烈波动，是对未来健康的良好投资。

现有的胰岛素泵存在哪些问题？未来的发展方向在哪里？

胰岛素泵主要有开环式和闭环式两类模式。开环式胰岛素泵主要由胰岛素注射泵，有或没有血糖感应器组成，由于没有反馈调节系统，因此不能组成反馈回路。人体胰岛素分泌是非常智能的过程，是按照血糖值来调控的，当血糖升高，胰腺会迅速分泌胰岛素，而当血糖降低时，胰腺则会快速减少胰岛素的合成、分泌，因此是一个真正自动、闭环反馈的系统。闭环式胰岛素泵也被人们称之为"人工胰腺"，与开环式最大的区别是增加了反馈调节系统，可以根据患者的血糖变化智能调节胰岛素量，以达到完全自主控制血糖的目的。

目前我国广泛使用的是开环式胰岛素泵，虽然能够灵活调整基础率，一定程度解决黎明现象、低血糖等问题，但还无法将胰岛素输送与生理需求精确匹配，达到自主控制血糖的目的。

第一代"人工胰腺"胰岛素泵已能够实现混合闭环功能。该系统采用独特的技术算法，根据探头血糖值自动调节基础胰岛素给药，并提供自动和手动模式等多种选择。在自动模式下，系统每5分钟自动调整一次基础胰岛素输注剂量，从而尽可能维持血糖平稳。在手动模式下，当传感器上的血糖值下降或者预计会降至低于阈值时，会自动停止输送胰岛素，从而降低低血糖的发生风险。该系统仍需要患者手动设置餐前大剂量。由于其还没有完全实现生理性胰岛素分泌那样的全自动胰岛素输入功能，因而被称为混合闭环。目前混合闭环胰岛素泵已经在国内开展3期临床试验，相信不久的将来就能用于临床。

展望未来胰岛素泵的发展，毫无疑问，更高级的闭环胰岛素泵是未来发展的趋势。相信不久的将来，人类的"人工胰腺"之梦就可真正实现。

第十二节　糖尿病患者的血糖监测

——冯波教授与您谈

20世纪90年代以前，对于糖尿病患者要不要把血糖控制到接近正常或正常水平，认识不统一。1993年公布了一个大型临床研究的结果，明确了严格控制血糖可减少和/或延缓糖尿病慢性并发症的发生，改善预后，以后的研究也都证明了此观点。因此，监测血糖作为糖尿病代谢控制的必要要求而日益受到重视。现在已有了袖珍血糖仪可供患者自己随时测定血糖水平，医学界也已经把血糖监测作为糖尿病治疗的"五驾马车"之一。

为什么糖尿病患者必须进行血糖监测？怎样进行血糖监测？著名内分泌学教授冯波打开了话匣子。

为什么把血糖监测作为糖尿病治疗的"五驾马车"之一？

糖尿病患者的血糖水平随时都在变化，对血管、神经以及其他脏器产生明显影响。随时监测血糖水平，防止高血糖，及时发现低血糖，特别是对于接受胰岛素强化治疗的患者和病情恶化期间的糖尿病患者，有利于其随时了解血糖的变化情况，调整治疗方案，是减缓和预防多种并发症的有效措施。血糖监测是糖尿病管理中的重要组成部分，其结果有助于评估糖尿病患者糖代谢紊乱的程度，制定合理的降糖方案，同时反映降糖治疗的效果并指导治疗方案的调整。

临床上有哪些血糖监测方法？

目前临床上血糖监测方法包括利用血糖仪进行的毛细血管血糖监测、连续监测数天血糖的动态血糖监测（CGM）、反映2~3周平均血糖水平的糖化白蛋白（GA）和2~3个月平均血糖水平的糖化血红蛋白（HbA1c）的检测等。其中患者利用血糖仪进行的自我血糖监测是血糖监测的基本形式。

什么是末梢毛细血管血糖监测？

末梢毛细血管血糖监测包括自我血糖监测（SMBG）和即时检验（POCT）两种模式，SMBG多由患者自主在院外进行，POCT多由临床护士在院内操作，这两种形式均是毛细血管血糖监测的基本形式。它能反映实时血糖水平，评估餐前、餐后血糖、生活事件（饮食、运动、情绪及应激等）以及药物对血糖的影响，发现低血糖，有助于为患者制定个体化生活方式干预和优化药物干预方案，提高治疗的有效性和安全性，是糖尿病患者日常管理重要和基础的手段。SMBG是糖尿病综合管理和教育的重要组成部分，建议所有糖尿病患者都进行SMBG。

什么是糖化血红蛋白（HbA1c）和糖化血清白蛋白（GA）？

HbA1c反映2~3个月平均血糖水平，在临床上不仅是作为评估长期血糖控制状况的金标准，也是临床决定是否需要调整治疗的重要依据。GA反映2~3周平均血糖水平，是短期糖代谢状况的指标，在近期血糖水平的评估、初诊糖尿病患者的降糖疗效评价等方面较HbA1c更有优势。在短期血糖变化较大时，GA的监测价值要优于HbA1c。

糖尿病患者如果症状消失了，自我感觉良好，是否还需要监测血糖？

当然要，糖尿病自我监测要维持终身。症状消失和控制良好之间是有本质区别的。

正确监测血糖的频率是怎样的？

血糖监测的频率要因人而异。根据患者的病情、治疗目标和治疗方案不同而异。

对于采用生活方式干预控制糖尿病的患者，通过血糖监测了解饮食控制和运动对血糖的影响，进而调整饮食和运动。

对于使用口服降糖药的患者，每周监测2~4次空腹或餐后血糖，或在就诊前一周内连续监测3天，每天监测7点血糖（早餐前后、午餐前后、晚餐前后和睡前），根据监测结果及时调整治疗方案，改善血糖控制。

对于使用基础胰岛素的患者应监测空腹血糖，根据空腹血糖调整睡前胰岛素的剂量；使用预混胰岛素的患者应监测空腹和晚餐前血糖，根据空腹血糖调整晚餐前胰岛素剂量，根据晚餐前血糖调整早餐前胰岛素剂量，如果空腹血糖达标后，注意监测餐后血糖以优化治疗方案；使用餐时胰岛素患者应监测餐后或餐前血糖，并根据餐后血糖和下一餐前血糖调整上一餐前的胰岛素剂量。

无论是普通患者还是特殊人群（围手术期患者、低血糖高危人群、危重症患者、老年患者、1型糖尿病患者、妊娠期糖尿病患者），均应制定个体化的血糖监测方案和血糖控制目标。良好的监测确保低血糖风险最小，有效避免低血糖事件发生。

不同时段监测血糖的意义相同吗？

空腹血糖反映自身基础状态胰岛素分泌的水平，餐后血糖反映糖负荷后胰岛素分泌的能力和外周组织利用葡萄糖的能力。药物治疗或饮食控制等患者尤其需要观察。通常餐后2小时血糖值是监测血糖较重要的指标之一。夜间血糖过高或过低，第二天凌晨都会出现高血糖，其治疗方法截然不同。

不同时间点血糖监测的对象是哪些？

餐前血糖：空腹血糖较高或有低血糖风险时（老年人、血糖控制较好者）。

餐后2小时血糖：空腹血糖已控制，但HbA1c水平不达标者；需要了解饮食和运动对血糖影响者。

睡前血糖：注射胰岛素患者，特别是晚餐前注射胰岛素患者。

夜间血糖：经治疗HbA1c水平接近达标，但空腹血糖水平仍高，或怀疑有夜间低血糖者。

其他时间点血糖：如有低血糖症状，剧烈运动前后进行血糖监测。

饭后2小时从什么时候算起？

因为从吃第一口饭起就已经开始消化了，所以饭后2小时是从开始吃第一口饭开始算起。

哪些人需要监测血糖？

任何糖尿病患者在治疗过程中都应监测血糖，尤其是反复发生低血糖和酮症酸中毒患者。强化胰岛素治疗者，口服降糖药疗效不稳定者，糖尿病伴应激状态如发热、肺炎、腹泻、麻醉、手术者，糖尿病高渗昏迷及酮症酸中毒者，妊娠糖尿病患者，均需要血糖监测。

此外，对糖尿病高危人群也应该进行定期监测，可以早期发现糖尿病和糖耐量异常状态，以便进行早期防治。

哪些人是糖尿病的高危人群？

糖尿病的高危人群主要有以下一些人。

（1）糖尿病患者的一级亲属，如父母、同胞和子女。

（2）有巨大胎儿（大于4kg）分娩史的妇女。

（3）成年肥胖，尤其40岁以上的人群。

（4）目前血糖正常但有过妊娠糖尿病病史的妇女。

（5）患有高脂血症、高血压病或冠心病的患者。

（6）多囊卵巢综合征患者。

（7）长期缺乏运动者。

血糖监测能否鉴别反应性高血糖和黎明现象？

在临床上有时碰到这样的难题：胰岛素不断加量但空腹血糖水平反而升高。这需要明确是苏木杰现象还是黎明现象。

苏木杰现象的实质是一种反应性高血糖现象，是由于夜间发生的低血糖诱使升糖激素如糖皮质激素、儿茶酚胺、胰高糖素分泌导致的高血糖。

黎明现象是由于胰岛素分泌不足，不足以抵抗晨起不断升高的糖皮质激素、儿茶酚胺水平，从而导致的血糖升高。

为了鉴别这两个现象，我们可以监测凌晨2~3点的血糖，若发生低血糖则次日清晨的高血糖为反应性高血糖，否则为黎明现象，鉴别明确后可采取相应治疗措施。如果采用末梢血糖还不能很好鉴别时，可采用动态血糖监测系统进行评估。

血糖控制不好的原因是什么？

由于糖尿病患者丧失了调节糖代谢的能力，身体或外周环境的任何变化，如气候、饮食、运动、饮酒、劳累、情绪波动、降糖药物、肝肾疾病、感冒、妊娠等都能使一天中血糖波动很大。血糖太高可能是因为进食过多、运动太少、情绪压力较大、降糖药物剂量太小等；血糖太低可能是吃得太少、进餐过迟或误餐、运动过量、用药或使用胰岛素过量等。

怎样监测血糖？

自我血糖监测是近10年来糖尿病患者自我管理的主要进展之一和重

要手段。通过简单便携的血糖仪就可对自身血糖水平进行估计。患者只需用一小滴血，就可以随时随地测血糖，看病时可以把测得的结果给医生看。

影响血糖监测的主要因素是什么？

在毛细血管血糖监测的过程中，众多因素均会对监测结果的精准性造成干扰，而血糖仪的准确性是血糖检测值准确与否的决定性因素。糖尿病患者选择血糖仪除了应注意其准确性外，还应注意血糖仪的干扰性因素。血糖仪采用的测量方法不同，所受影响的干扰因素也不同，应根据不同患者的情况选用不同测量技术的血糖仪。在血糖仪的使用过程中，使用者的操作技术也是影响血糖测量结果精准性的关键因素。

采用血糖仪监测血糖的注意事项有哪些？

（1）测试前，应检查血糖仪和试纸是否匹配，正确清洁采血部位，采血过程中，切勿挤压手指增加采血量。

（2）测试中，尽量一次性吸取足量血样，不要按压或移动血糖试纸、血糖仪。

（3）测试后，将血糖试纸与针头一起丢弃在适当的容器中，并将血糖仪、血糖试纸、采血器等用品存放在干燥、清洁处。

怎样选择血糖仪？

选购血糖仪时要注意：首先，要看血糖仪的结果是否准确，有没有进行过临床验证，与医院检验科的生化对比结果如何。其次，要看看血糖仪的操作是否简单，是否有图像来指导操作，校正是否方便等。最后，还应关注生产厂家的售后服务质量。试纸保存也很重要。我们遇到好多患者监测结果不准确是因为没有保存好试纸或试纸的保存期太短。试纸都有一定的保质期，但是一旦开瓶后，往往只能保存2~3个月。此外，还要考虑到采血笔。目前有些品牌的采血笔人性化的设计能将患者的采血疼痛降至最低。

总的来说，国际知名公司生产的进口产品质量比较好，无论是准确性还是重复性都比较稳定，且操作简便、准确、快速，受到了广大医生和患者的认同和喜爱。

什么是校正，怎样校正血糖仪？

因为每批血糖试纸的批号不同，通过校正来"告诉"血糖仪正在使用的试纸的信息，确保检测结果准确。

现在有些血糖仪采用了比较先进的密码牌校正技术，不用手工调节试纸号码，只需把密码牌插入血糖仪即可完成校正，非常方便，同时避免了密码号输入错误而引起的错误结果。

随着技术的不断革新和进步，市场上已出现了免校正的血糖仪。

如何保证血糖检测的准确性？

血糖仪是监测血糖的好帮手，在使用时要注意以下几点。

（1）注意仪器的使用条件：初次使用前请详细阅读《使用说明书》，尤其留意仪器使用的环境条件（温度、湿度、海拔）及保存、保洁方法。

（2）保证试纸的有效性：购买时注意试纸的有效期及试纸筒是否密封；养成每取一张试纸即随手盖紧筒盖的习惯；注意试纸的使用条件（温度、湿度）；请在有效期内使用。

（3）养成良好的操作习惯：备妥采血笔→消毒（清洁）手指，待干→开机，核对密码号，插入试纸→见滴血符号后滴血→读取结果，记录。

末梢毛细血管血糖监测存在什么局限？

由于血糖仪检测技术和采血部位的限制，末梢毛细血管血糖监测存在某些局限性：采血部位局部循环差，如休克、重度低血压、糖尿病酮症酸中毒、糖尿病高渗性昏迷、重度脱水及水肿等情况下，不建议使用毛细血管血糖检测；针刺采血可能引起患者不适；操作不规范可能影响血糖测定结果的准确性；监测频率不足时，对平均血糖、血糖波动或低血糖发生率的判断应谨慎；过于频繁的监测可能导致一些患者的焦虑情绪。

糖化血红蛋白监测有何优势？

糖化血红蛋白检测具有以下优势。

（1）无须患者空腹，可以任意时间采血，不受进餐影响。

（2）较静脉血糖更能反映长期的血糖情况，且不受短期饮食、运动等生活方式变化的影响。

糖化血红蛋白监测有何局限性？

糖化血红蛋白的检测结果对调整治疗后的评估存在延迟效应，不能精确反映患者低血糖的风险，也不能反映血糖波动的特征。

糖化白蛋白（GA）监测有何优势？

对于进行血液透析等影响到红细胞寿命的糖尿病患者，以及贫血的糖尿病患者，HbA1c测定常被低估，而此时GA测定不受影响。

什么是连续动态血糖监测？

连续动态血糖监测（CGM）系统是通过葡萄糖传感器监测皮下组织间液的葡萄糖浓度来反映机体血糖水平的设备系统。CGM能提供连续、全面、可靠的全天血糖信息，从而更好地了解患者血糖变化情况，帮助控制血糖。近年来，CGM发展迅速，并逐渐在临床上得到应用和推广，中华医学会糖尿病学分会发布了《中国持续葡萄糖监测临床应用指南（2017版）》，同时基于现有的循证医学证据及临床经验，中华医学会内分泌学会同年也制定了《糖尿病患者血糖波动管理专家共识》。CGM成为传统血糖监测方法的有效补充，也是糖尿病代谢监测的未来趋势之一。

动态血糖监测有几种类型？

根据数据呈现的时效性，CGM可以分为回顾性、实时性和按需读取式三类。回顾性CGM是根据全部原始数据进行回顾式算法，准确性一般更高，能够更客观地呈现原始的血糖规律，而实时CGM能够更快速地呈现血糖曲线，便于即时干预与调整，避免出现极端情况。扫描式葡萄糖监测（FGM）是CGM的典型代表，采用工厂校准原理，临床使用时免于校准，大大提高了应用的方便性和依从性。

CGM技术有什么优势？

CGM技术不仅免除了每天扎很多次手指头之苦，发现无自觉症状的反复低血糖发作、黎明现象和高血糖的峰值等自我血糖监测（SMBG）难以发现的血糖波动，而且可以提供血糖波动相关的量化参数，比如平均葡萄糖、中位葡萄糖、血糖管理指标（GMI）、平均血糖波动幅度（MAGE）、平均血糖绝对值（MODD）、血糖标准差（SDBG）、葡萄糖的曲线下面积（AUC）、葡萄糖的时间百分率（PT）和葡萄糖在目标范围内时间（TIR）等，有助于医生更客观地评估目前治疗方案，并指导患者进行治疗方案的调整，使糖尿病的管理更加精细化。对于患者而言，也可以通过CGM的数据，更好地了解饮食、运动、饮酒、应激、睡眠、降糖药物等各种可能因素导致的血糖变化，从而对病情有更好的了解，指导选择更健康的生活方式，提高依从性，也促进医患双方更有效地沟通。此外，CGM在科研中的应用也日益广泛。

哪些人适合进行CGM监测？

目前，CGM主要主要被应用于：①1型糖尿病患者。②需要胰岛素强化治疗的2型糖尿病患者。③在SMBG的指导下使用降糖治疗的2型糖尿病患者，仍出现无法解释的严重低血糖或反复低血糖、无症状性低血糖、夜间低血糖、高血糖、血糖波动大以及出于对低血糖的恐惧，刻意保持高血糖状态的患者。④妊娠期糖尿病或糖尿病合并妊娠患者。⑤围手术期胰岛素治疗患者。⑥其他如合并胃轻瘫的糖尿病患者、特殊类型糖尿病患者、伴有血糖变化的内分泌疾病患者等。⑦在合适的情况下，CGM还是评估及指导治疗的有价值的方法。

使用CGM监测的注意事项有哪些？

各类动态血糖仪的使用有自己的操作规范，如探头的保存、植入时的无菌操作和出血情况观察等。此外，多数CGM系统要求每日至少进行1~4次的毛细血管血糖检测或扫描以进行校准。在使用CGM监测期间，应详实地记录饮食、运动、治疗等事件。佩带动态血糖监测仪期间，须远离强磁场，不能进行磁共振成像（MRI）以及X线、CT等影像学检查，以防干扰。部分动态血糖监测仪系统忌盆浴或把仪器浸泡于水中。仪器发生报警时，应及时与医护人员联系，及时处理。

第十三节　糖尿病患者健康教育
——刘志民教授与您谈

为什么要强调对糖尿病患者进行健康教育？

对糖尿病患者进行健康教育已经成为糖尿病治疗措施之一，是血糖控制的基础和关键，非常重要。因为糖尿病是个慢性病，需要长期规范治疗，与上呼吸道感染、胃肠炎等疾病不同，并非看一二次病就能解决问题。糖尿病与其他慢性病又不同，血糖与日常生活关系密切，而且治疗如饮食控制及运动等都要由患者在家自己掌握。如果患者不了解治疗要求，是不可能很好控制血糖的。具体的饮食品种及量都要由患者或其家属来执行，而且要能坚持。具体的活动种类及时间，也要靠患者理解后才能一直坚持直到达到目标。所以，对糖尿病患者进行健康教育是非常必要的。

糖尿病教育与预防有什么关系？

广泛的糖尿病教育，不仅是针对糖尿病患者，而且是面向所有人群的教育，如每年11月14日举办的联合国糖尿病日宣传活动，对全社会进行宣传教育，使社会各个层面重视糖尿病给人民健康带来的巨大危害。全球共同努力，战胜糖尿病。

对糖尿病高危人群进行教育对于降低糖尿病发生率具有重要意义。

要想改善糖尿病患者的预后，一定要早诊断、早治疗。早诊断不能靠有症状后才去医院诊治，而是要求年龄较大及易发生糖尿病者（如40岁以上、肥胖、高血压、有糖尿病家族史者等）每年体检查血糖，这样才能早期发现糖尿病。对体检所发现的糖尿病前期者（即血糖尚不够诊断标准，但又高于正常值者）进行预防糖尿病教育，要他们改善生活方式，即增加体力活动及减少饮食热卡总量及脂肪，尤其是饱和脂肪（荤油）。这样才有可能降低糖尿病的发病率，起到预防作用。

对已诊断为糖尿病的患者，教育起到什么作用？

要求他们了解治疗措施，很好执行治疗方案，严格控制血糖，减少并发症，尤其是急性并发症。糖尿病本身对生命没有即时危害，其危害在于并发症，尤其是急性并发症，抢救不及时会危及生命。因此，患者一方面要了解酮症酸中毒及高渗性昏迷的症状，一有这些症状时立即急诊。另一方面更要注意用降糖药后可能发生的低血糖。一旦出现疑为低血糖症状，应立即测血糖，并吃含糖食品或饮料。如果患者不了解这些注意点，就有可能发生危险。

对慢性并发症患者要不要进行教育？糖尿病教育的目的是什么？

对慢性并发症患者当然要进行教育，但重点与急性并发症患者不同。患者要了解慢性并发症概况，如眼、肾、神经等并发症都与血糖控制不良有关。如再有高血压及血脂紊乱，就更易发生心脑等大血管并发症。这些并发症到后期往往是致命的。还有些并发症更要靠患者来预防，如糖尿病足。要注意足的护理，如鞋要宽松、洗脚水不能太烫、鞋内勿掉入异物、避免足部外伤等。

糖尿病教育的目的是让患者知道控制血糖要达到什么目标。血糖目标一般空腹是4.4~6.1mmol/L、餐后2小时为4.4~8.0mmol/L，还有血压、血脂等要求。当不能达标时，应及时就诊，寻找原因并调整用药。

进行糖尿病教育还有什么意义？

进行糖尿病教育当前更要消除社会上的一些误解或错误观点。例如：有人认为"是药三分毒"，因而不肯吃药治疗，宁可花大价钱去买没有疗效的保健品；有人以为没有症状即好了，不去查血糖而自行停药；有人相信偏方、验方；有人以为饮食控制即饥饿疗法，什么也不敢吃；有人以为只要不吃糖就好了。如此等等，耽误了病情，一直到出现了并发症才去找医师，往往为时已晚。如能及早进行教育，即可能大大改善预后。

第三章 胰岛移植与胰腺移植

第一节 糖尿病移植策略

——翁建平教授与您谈

无论是1型还是2型糖尿病患者，胰岛素始终是主要的治疗手段。自1921年被发现后的近百年期间，胰岛素拯救了无数的糖尿病患者。然而，外源性胰岛素治疗不可避免地因与生理胰岛素需求不匹配导致血糖控制欠佳，并出现注射相关并发症等情况。近年来胰岛素类似物、连续血糖监测、胰岛素泵及"人工胰腺"技术的出现在不同程度上减轻了外源性胰岛素治疗的高低血糖波动。但是外源性胰岛素治疗无法重建患者血糖的生理性调节，在防治严重低血糖以及糖尿病长期并发症方面作用有限。如何帮助糖尿病患者恢复自身的胰岛素分泌，进而重新维持其血糖稳态平衡是近年来研究热点之一。翁建平教授现任中国科学技术大学生命科学与医学部副部长、中国科学技术大学临床医学院执行院长、中国科学技术大学附属第一医院副院长，为中国科学与技术协会糖尿病学首席科学传播专家。翁建平教授在胰岛 β 细胞保护及1型糖尿病诊治新技术等方面有很深的造诣。目前研究证实能够帮助糖尿病患者恢复内源性胰岛素分泌的主要治疗技术包括人源性胰腺移植/胰岛移植、非人源性胰岛移植（包括干细胞来源胰岛和猪胰岛移植）。下面请翁教授谈谈这些技术吧。

一、人源性胰腺移植/胰岛移植

目前的人源性全器官胰腺/胰岛移植仅在某些特定的糖尿病患者中开展。这些患者主要是患有"脆性"（不稳定）1型糖尿病的患者或伴有肾功能衰竭需要肾移植的糖尿病患者。"脆性"（不稳定）1型糖尿病通常定义为每年出现一次以上严重低血糖发作，且不能察觉低血糖症状出现。在费用方面，和所有器官移植一样，这两种移植的费用主要包括供体获取和制备、手术操作和手术后长期的免疫抑制剂的费用。胰腺或者胰岛移植的费用不菲。

1.胰腺移植

自从1966年在一位1型糖尿病患者中成功开展第1例胰腺移植手术以来，全世界开展了超过4.8万例胰腺移植。胰腺移植手术主要包括胰腺肾脏联合（SPK）移植，肾移植后胰腺（PAK）移植和单独进行胰腺移植（PTA）。SPK移植最常用，约占目前胰腺移植总数的80%。该术式适用于已经需要进行肾脏移植大手术，或正在使用免疫抑制剂治疗的糖尿病患者。虽然大多数接受胰腺移植的患者为1型糖尿病患者，2型糖尿病患者接受SPK移植的人数也在逐年增多。在美国，目前2型糖尿病患者接受胰腺移植的人数占胰腺移植群体总人数的14%。除此以外，胰腺移植手术也用于胰腺切除术后的糖尿病（胰腺移植可以逆转内分泌和外分泌功能不全）和囊性纤维化相关糖尿病（其中胰腺移植与肝或肺移植同时进行）患者。胰腺移植的疗效数据主要来源于美国胰腺移植患者随访登记数据库，根据这个登记系统中超过3万次的胰腺移植患者随访数据，患者胰腺移植5年后可以不依赖胰岛素的比例分别为SPK移植73%、PAK移植64%和PTA 53%，移植后10年不依赖胰岛素的比例分别是56%、38%和36%。

胰腺移植极大可能通过单次移植解决糖尿病患者依赖于外源性胰岛素控制血糖的现状。与此同时，其缺点包括手术风险大、急性和长期并发症、需要长期服用免疫抑制剂。因此，需根据患者的目标和临床特点决定其是否适合胰腺移植手术。患有心肺疾病或老年患者由于对手术的耐受性较差，不建议考虑胰腺移植，而可能更适用于风险稍小的胰岛移植。

2.胰岛移植

人源性胰岛移植是基础研究和临床实践有机衔接的治疗技术创新。这种技术需要先从人源性胰腺中分离、纯化出大量具有胰岛素分泌功能的胰岛细胞团，然后移植入糖尿病患者的肝脏。移植的胰岛组织在肝内沉积、生长后，就可以根据患者血糖水平分泌适量的胰岛素，从而达到不用外源性胰岛素而良好控制血糖的治疗目的。

虽然在新型免疫抑制剂的使用后胰岛移植的成功率在近20年有了突破性的提高，但由于这种治疗技术的开展需要医疗机构有可制备高质量胰岛细胞团的实验技术，同时具有出色的临床诊疗技术，目前全球大多数地区仍处在临床试验阶段。在1999年至2015年之间，全球超过1000名1型糖尿病患者接受了一次或多次胰岛输注，其中大部分为仅胰岛移植（81%），其次是肾脏后胰腺移植（17%），胰岛肾脏联合移植较少见。

研究表明，在解决严重的低血糖症同时保持严格的血糖控制方面，胰岛移植优于胰岛素治疗。在美国进行的大型多中心临床试验表明，在接受胰岛移植的患者中，87%在1年时完全解决了严重低血糖症问题，并且糖化血红蛋白控制到7%以下，52%不再依赖胰岛素。此外，对低血糖的恐惧和对糖尿病的困扰等也大大减少了。胰岛移植可防止糖尿病慢性并发症如视网膜病变、肾病、神经病变的发生；对于具有早期微血管并发症的患者，胰岛移植也有助于延缓这些并发症的进展，改善生活质量。与全器官胰腺移植相比，胰岛细胞移植的优点包括手术风险和出现并发症的风险较小。在体外预处理或特殊处理（如封装胰岛）后，胰岛的免疫原性可减低，有望减少或消除免疫抑制需求。免疫方案中未使用糖皮质激素，免疫抑制剂带来的不良反应少于胰腺移植。临床上可以观察到移植的人源性胰岛可能会逐渐丧失功能。由于分离的胰岛必须在新的肝脏环境中植入并重新形成血管才能达到完整的功能，胰岛移植起效时间比胰腺移植更长。此外，由于胰岛的数量，可能需要超过1个的供者以解决患者外源性胰岛素依赖的问题。基于以上情况，高胰岛素需求或者超重和肥胖的患者可能不适合进行胰岛移植。必须谨慎选择患者，综合考虑胰岛移植可能带来的益处及风险。

二、非人源性胰岛移植

美国20岁以下每125万人就有1个人患有1型糖尿病。根据2018年中国1型糖尿病调查结果，我国每年有接近1万的全年龄段新诊断1型糖尿病患者。与日益增长的1型糖尿病人数相比，胰腺或胰岛的遗体捐赠者的数量远远无法满足临床治疗需求。胰腺/胰岛的供需矛盾非常突出，因此，寻找可再生的/来源广的胰岛（或β细胞）是解决上述供求矛盾的主要办法。干细胞衍生的胰岛和异种器官移植——新生/成年猪胰岛是当前医学科学界认为具有潜质的可再生胰岛供体来源。

1.干细胞来源的胰岛

从理论上讲，干细胞确实可以分化成胰岛及其他细胞，且来源不受限制。但至今为止，科学家仍未能探寻出如何将干细胞诱导分化成真正可以稳定存在于体内，并达到和生理情况一样的胰岛"β细胞"。除此之外，建立一种可靠的移植方法，将细胞递送给患者，同时促进快速的体内植入和功能也是该疗法在临床应用并推广的关键。

在过去10年中，从人类胚胎干细胞和人类诱导的多功能干细胞生成β样细胞方面取得了重大进展。近年来，数个研究团队成功研制出了干细胞衍生的胰岛，其能够动态分泌葡萄糖反应性胰岛素。一些团队也发现了表达关键成熟基因的β样细胞。其他一些团队则对移植部位和方式进行了探索，包括血管化皮下移植部位和内皮细胞共移植在移植后支持β细胞存活和功能的潜力。以上取得的重大进展推进了其应用于临床的进程，但是仍然需要进一步提高干细胞衍生胰岛的胰岛素含量和分泌能力，并探索影响其一致性和异质性的因素。其他问题则包括安全性和免疫原性等问题。除此以外，研究者也关注于开发通用的方案以推动其广泛应用，优化临床上适用的移植平台，评估免疫应答和设计策略以促进免疫耐受。让我们对该领域拭目以待。

2.新生/成年猪胰岛

猪作为异种器官移植中最具潜力的供体来源的原因包括：猪组织在临床其他领域的安全使用；猪胰岛素与人类胰岛素结构只有一个氨基酸差异，其调节碳水化合物的生理功能与人的胰岛素相似，已用于临床治疗糖尿病多年；猪β细胞的葡萄糖"设定点"与人胰岛类似；组织来源广泛，从猪胰腺分离胰岛在技术上是可行的。

迄今为止，将猪胰岛移植到非人类灵长类动物模型中的试验已经建立了实现胰岛素独立性和延长胰岛移植物功能（>600天）的潜力。与胰岛同种异体移植相比，异种胰岛移植具有更大的免疫学障碍。猪胰岛（成年或新生）的门内输注可以触发对由胰岛表达的猪特异性抗原的早期免疫应答，最显著的是半乳糖 – α –1、3–半乳糖（Gal表位），当胰岛经腔内注入时，可能进一步加剧即时血液介导的炎症反应（IBMIR）。基因工程中的新技术对猪胰岛来源猪进行遗传修饰，使其免疫原性降低。半乳糖 – α –1、3–半乳糖缺陷型猪可降低超急性排斥反应的风险，并提高胰岛移植物的存活率。使用替代部位进行移植是避免IBMIR的另一种方法。

将猪胰岛应用于临床，需要考虑因素包括猪供体的年龄（成年/少年/新生），猪的品种以及进行遗传修饰以增加胰岛存活或改善功能的潜力。新生猪和成年猪胰岛均已成功逆转非人类灵长类动物的糖尿病。新生猪胰岛的优势包括较低的成本、对低氧的相对抵抗力以及在技术上更容易分离，而成年猪胰岛的优势包括每胰脏的胰岛质量更高，并且在分离时胰岛已经完全成熟并且可以发挥功能。不同品种的猪可能会产生不同的胰岛质量和胰岛功能。研究表明，猪胰岛在体内和体外的胰岛素分泌能力相对人胰岛较低；在将来为临床接受者优化胰岛移植的胰岛剂量时，可能需要考虑猪胰岛胰岛素分泌能力相对于人类胰岛的动态变化。此外，猪胰岛移植特有的风险是传播异种感染，特别是猪内源性逆转录病毒（PERV）在所有猪品种中都普遍存在。极少数的1型糖尿病患者已从新生猪接受了胰岛异种移植，将新生猪胰岛移植到皮下胶原蛋白覆盖的装置中或微囊化在藻酸盐中。尽管临床效果尚不清楚，但未观察到PERV或其他异种感染的传播。最近，使用新的基因治疗方法——CRISPR-Cas9技术，灭活PERV的基因工程猪已成为减轻这种风险的潜在策略。随着越来越多的猪胰岛产品进入人体试验领域，必须对接受猪胰岛移植的患者的PERV传播和其他感染的传播等安全性进行长期监控。

结语：国内有不少医疗中心尝试开展干细胞移植、人源性或者异种胰岛移植的临床试验，但这些治疗技术仍处于研究阶段，远期的有效性和安全性仍不确定。因此，现阶段糖尿病患者仍应该遵循医学科学规律，合理地控制饮食，正确选择各种药物包括口服药和胰岛素，将糖尿病相关的各种危险性降低到最低水平，以减少各种并发症，提高生活质量和延长寿命。对于想接受胰岛移植的患者，应权衡利弊后，向真正从事这方面工作的医生和研究人员咨询，方决定是否参加这些新技术的临床试验。同时，我们作为医学工作者，深知科学是循序渐进的过程，突破不是偶然的，一切都必须从现在做起，我们必须一步一个脚印。

第二节　胰腺移植
——彭志海教授与您谈

糖尿病是终身性疾病，目前还无法根治。但是人类在病魔面前真的任其猖獗、无所作为吗？否！就此问题著名普外科教授彭志海接受了我们的采访。

糖尿病内科治疗的缺陷是什么？

1921年发明并应用外源性胰岛素时，人类曾以为攻克了糖尿病，后来发现这仅是部分事实。胰岛素的应用使得患者死于酮症酸中毒的比率明显下降，但每年因糖尿病并发肾衰、失明、心脑血管疾病及周围神经病变的病例数仍在不断增加。

这些并发症的发生与糖代谢紊乱密切相关。事实上，仅仅依靠外源性药物来严格控制血糖绝非易事，虽不断地调整着用药的剂量，患者仍始终处于血糖过高或过低的困境之中。

对 β 细胞已丧失功能的糖尿病患者来说，欲理想地控制其血糖，目前看来只有两种方法：其一，持续地检测血糖并持续地调整胰岛素用量；其二，移植有功能的 β 细胞，即开展胰腺或胰岛细胞移植。

胰腺移植能否治疗糖尿病？

科技的不断发展为糖尿病患者带来了新的希望，胰腺移植不仅能生理性地调节血糖，还能使受者细胞重新恢复对胰岛素的敏感性，达到彻底治愈糖尿病的目的。以往认为只有1型糖尿病才是胰腺移植的适应证，现在认为不论是1型还是2型糖尿病，只要发展到胰岛素依赖期都可以考虑胰腺移植。目前，应用胰腺移植治疗糖尿病的患者只占少数。

胰腺移植的历史是怎样的？

胰腺移植的历史与整个器官移植史和糖尿病治疗发展史密不可分。人类从了解到糖尿病是由于胰腺内分泌功能缺失所致的时候开始，胰腺移植的思想就已产生。

手术技术始终是早期胰腺移植的研究重点，从20世纪20年代后期到60年代中期，众多学者通过动物实验来探讨胰腺移植的手术细节。这些工作为后来临床应用奠定了基础。

第一例临床胰腺移植于1966年在美国明尼苏达大学完成，显示人类在攻克糖尿病的征途中又迈出了一大步。

至20世纪80年代中期，随着手术技术的不断完善、新型高效免疫抑制剂的不断开发应用，临床胰腺移植渐趋成熟。

至2002年10月，全球共施行胰腺移植19000例以上，目前受者1年生存率达96%。

我国胰腺移植现状如何？

自1989年同济医科大学开展我国首例胰腺移植以来，至2001年底，全国共有20个单位施行胰腺移植93例。为求手术安全，采用术式较为保守，其中胰腺外分泌大多采用膀胱引流，而胰腺内分泌均采用体静脉引流。

2002年，上海市第一人民医院上海市器官移植中心在彭志海教授的带领下，在开展2例肠道引流式胰肾联合移植的基础上，又潜心研究并采用国际上最先进的胰腺移植方式，在国内率先开展门静脉-肠道引流式胰肾联合移植，迄今已开展3例，手术均获成功。患者在术后3~7天就完全停用胰岛素，至2004年8月8日全身情况良好，其中2例已参加工作。

胰腺移植手术的关键是什么？

生理上，胰腺具有外分泌和内分泌双重功能，因此，胰腺移植手术的关键在于如何安全合理地处理好胰腺的外分泌引流（引流胰液）和内分泌引流（引流胰岛素）。

（1）胰腺移植的外分泌引流：胰腺外分泌引流目前主要有膀胱引流式和肠道引流式两种。

膀胱引流式采用十二指肠膀胱吻合术，胰液经尿道排出，方法相对简单、安全，手术失败率低，但其远期并发症较多如胰液丢失引起代谢性酸中毒，尿液碱化引起慢性尿道炎、尿道狭窄，反流性移植胰腺炎，出血性膀胱炎，泌尿系结石，脱水等。

肠道引流式将胰液引流入肠道，符合消化生理，其分泌的胰液可发挥正常的消化作用，远期并发症少，但手术操作相对复杂。

由于肠道引流式更符合正常生理，远期并发症少，故随着外科技术的提高，国际上采用该术式呈逐年上升趋势，美国自1997年至2001年有2/3

的胰肾联合移植采用该术式。

（2）胰腺移植的内分泌引流：胰腺移植的内分泌引流分体静脉引流和门静脉引流两种。

将含有胰岛素的静脉血采用体静脉（髂静脉）引流方法相对简单成熟，但并不符合生理，术后可引起高胰岛素血症，进而导致血脂代谢异常，并加速动脉粥样硬化。而采用符合生理的经门静脉引流，则可借助于肝脏的首过效应而消除高胰岛素血症，并可降低急、慢性排斥反应的发生率，改善患者和移植物的长期存活率。但该术式手术操作复杂，技术难度大，故直到1992年国际上才逐渐应用。

理论上，如能将胰腺的内、外分泌引流同时采用符合生理的方式，即门静脉-肠道引流式胰肾联合移植，则将获得最佳手术效果。近年，在美国一些大的移植中心，采用门静脉-肠道引流术式逐渐增多，并显示出良好疗效。

怎样解决胰腺移植中的排斥反应？

胰腺移植中的排斥反应可采用抗排斥治疗。胰腺移植受体的免疫抑制方案与其他实体器官移植相同。

在1980年以前，胰腺移植的1年生存率总体为20%。到20世纪80年代中期，随着环孢素的广泛应用，胰腺移植患者1年生存率上升到约75%。20世纪90年代中期，随着他克莫司和吗替麦考酚酯的应用，移植胰1年存活率达84%以上。当前，随着各种新型免疫抑制药物的不断开发应用，胰腺移植排斥反应的发生率在不断下降，而且一旦出现排斥反应，也可通过调整药物浓度而得到有效控制，故总体上移植胰和受体的长期存活率仍在逐年提高。

哪些糖尿病患者可采用胰腺移植？

由于手术的复杂性和术后需要应用免疫抑制剂，早期的胰腺移植仅限于合并尿毒症的糖尿病患者，故均为胰肾联合移植。

20世纪80年代，美国明尼苏达大学对不伴有尿毒症的糖尿病患者常规实行胰腺移植，发现成功的胰腺移植不仅可以使患者不再依赖胰岛素，生活质量明显提高，而且可以预防、逆转或稳定因糖尿病引起的各种并发症。

20世纪90年代以来，胰腺移植在数量和质量均得到进一步提高，到20世纪末，全球每年开展胰腺移植超过1500例，其效果在当前免疫抑制时代是不错的，故众多学者认为应将胰腺及胰岛移植应用于尚未出现严重并发症的糖尿病患者。目前，国内外大多数移植中心都采用美国糖尿病协会（ADA）1998年制定的移植标准（表3）。

表3 胰腺移植适应证（ADA，1998）

胰肾联合移植（SPK）（1）糖尿病伴终末期肾病（肌酐清除率<45ml/min）
（2）接近终末期肾病，开始或即将开始透析治疗者
（3）糖尿病肾病行单独肾移植后，移植肾功能衰竭者
单独胰腺移植（PTA）（1）出现以下两种或以上糖尿病并发症
a.糖尿病眼病
b.早期肾病（肌酐清除率>75ml/min）
c.周围神经病变
d.血管病变
（2）高度不稳定型糖尿病
a.反复发作、严重的酮症酸中毒
b.反复发作、严重的高血糖
c.高渗性昏迷
d.生活质量受损害
（3）全胰切除术后
肾移植后胰腺移植（PAK）移植肾功能稳定，但出现其他糖尿病并发症符合单独胰腺移植条件者

胰腺移植术后的患者生命质量如何？

从理论上讲，成功进行胰腺移植后不必严格控制饮食，不必再应用胰岛素，血糖也能长期保持正常水平。同时，还能有效地防止糖尿病的并发症，如视力好转、周围神经病变改善。患者能完全摆脱胰岛素和肾透析，重新融入正常的社会和家庭生活，体会着全新的健康人生。

但是胰腺移植毕竟是外科手术，有一定的创伤，术后还要进行抗排斥治疗等，所以并不是任何糖尿病患者都适宜进行胰腺移植，还是应该严格掌握，有适应证的患者才考虑实行胰腺移植。

能否不施行胰腺移植，仅仅施行胰岛移植？

功能性 β 细胞移植是糖尿病最有效的、合乎生理的治疗方法，其技术手段非常简单，仅仅需要注射分离的胰岛。

从1989年起，国际上有几个研究小组成功地通过胰岛移植使糖尿病受体一过性地不依赖于胰岛素。

移植足够数量的 β 细胞团是临床胰岛移植成功的关键，但目前通常需要应用3个以上供体给1个受体才能达到这一目的。另外，分离的胰岛细胞能否在受者体内长期有功能存活是胰岛移植有待解决的另一难题。

也许将来随着胰岛移植技术的发展，胰腺和胰岛移植将起到不同的作用，胰岛移植适用于对胰岛素需求量少的糖尿病患者，胰腺移植适用于胰岛素需求量大或胰岛素抵抗的患者如2型糖尿病患者。

第四章　糖尿病急性并发症的防治

第一节　糖尿病酮症及酮症酸中毒

——于德民教授与您谈

众所周知，自从胰岛素被发现、应用及口服降糖药的合理应用，糖尿病已不可怕，可怕的是它的并发症。在诸多的并发症中，糖尿病的急性并发症往往更凶险、更能甚至是立即置人于死地。

糖尿病酮症酸中毒到底是怎样发生的？发生前有没有"蛛丝马迹"？能不能预防？这些问题一直是患者及其家属极其关注的问题，请听于德民教授为您讲解。

什么是糖尿病酮症酸中毒，有哪些危害？

糖尿病酮症酸中毒（DKA）是糖尿病最常见的急性并发症，是由胰岛素缺乏、体内葡萄糖不能被利用、大量脂肪分解产生大量酮体所引起的以高血糖、高酮血症（血酮 $\geqslant 5mmol/L$）和代谢性酸中毒为主要改变的临床综合征。

体内胰岛素严重缺乏可导致酮症酸中毒，因此1型糖尿病患者易发生。2型糖尿病或用胰岛素治疗的1型糖尿病患者，在许多诱因作用下，升糖激素（即胰岛素拮抗激素，如胰高血糖素、儿茶酚胺、生长激素和可的松）增多，使体内出现严重的胰岛素不足，导致葡萄糖利用障碍，脂肪分解增快，酮体生成增多，最后导致酮症酸中毒。

临床上以发病急、病情重、变化快为特点。若发生后未得到及时救治可造成脱水、酸中毒、电解质紊乱，严重者可造成循环衰竭、昏迷甚至死亡。

但如果及时发现并在专业医师的医治下是可以很快被纠正的，上述不良后果是可避免的。

糖尿病酮症酸中毒诱因有哪些？

感染是糖尿病酮症酸中毒最常见的诱因，另外，胰岛素治疗中断或不适当减量、饮食不当、创伤、手术、妊娠和分娩等应激情况下亦可发生，但有10%~30%患者可无明确诱因而突然发病。临床上还可见许多患者（约10%）以糖尿病酮症酸中毒为首发表现而发现患有糖尿病的。

近年来，多种糖尿病治疗手段和药物面世。其中一些疗法并无显著效果，有的患者轻信这些疗法而放弃正规治疗方案从而诱发DKA。例如我院（天津代谢病医院）曾有一女性患者糖尿病病史10年，近3年来一直注射胰岛素控制血糖，但其道听途说"中医按摩可降糖且不打针、不吃药"，便自行停用胰岛素，采取此"治疗方法"，1周后发生了严重的糖尿病酮症酸中毒昏迷而入院，经过我们医生的抢救挽救了其生命。

糖尿病酮症酸中毒与酮症有什么关系？

糖尿病酮症酸中毒与酮症是疾病发展的不同阶段，根据病情发展及严重程度可分为糖尿病酮症、糖尿病酮症酸中毒、糖尿病酮症酸中毒昏迷三个阶段。疾病初期仅在化验时发现尿中酮体阳性、血糖升高，而其他代谢性指标无明显异常时称为酮症。若在此时期未得到及时医治，病情继续发展，酮体这些酸性代谢产物大量蓄积，引起血 pH（酸碱度）、二氧化碳结合力（CO_2CP）下降，表现为呼吸深而快、脱水、周围循环衰竭时称为酮症酸中毒。病情若继续发展，出现神志改变，轻者烦躁，重者淡漠、迟钝、嗜睡甚至昏迷时称为糖尿病酮症酸中毒昏迷。

什么是酮体和酮症？

酮体是脂肪酸在肝脏氧化时的代谢产物，专指乙酰乙酸、β–羟丁酸及丙酮。正常情况下血中酮体含量很少，但在饥饿、高脂低糖饮食及糖尿病时，脂肪消耗增加，酮体生成增多。若超过肝外组织利用酮体的能力，引起血中酮体增加，称为酮血症；当超过肾脏回收能力时，则尿中出现酮体，称为酮尿症。临床上统称为酮症。

尿中出现酮体是糖尿病酮症吗？

尿中出现酮体不一定是糖尿病酮症。尿中出现酮体可能是糖尿病酮症，也可能是饥饿性酮症或是高脂低糖膳食引起的酮症。后两者血糖不高，尿糖阴性，有助于鉴别。另外需要注意的是，糖尿病另一急性并发症高渗性非酮症高血糖性昏迷患者尿中酮体可呈弱阳性。

为什么糖尿病酮症酸中毒时血糖浓度容易升高，但往往比高渗性非酮症昏迷要低？

因为DKA时体内胰岛素缺乏，机体对胰岛素敏感性下降，升糖激素分泌增多，使患者体内糖的利用及糖原合成减少，糖原分解增多，从而使血糖升高。脂肪酸氧化增多使糖异生所需原料（丙氨酸）减少，从而抑制肝糖异生，故其血糖升高很少超过27.8mmol/L。

为什么糖尿病酮症酸中毒容易引起低钠、低钾现象？

DKA在严重脱水时钠、钾均有丢失。渗透性利尿排出大量钠、钾。恶心、呕吐、厌食、摄入减少等因素均可引起低钠、低钾血症。但由于脱水，酸中毒有时可掩盖低钾血症，随着治疗进程补充血容量、纠正酸中毒后可发生严重低血钾。

为什么糖尿病酮症酸中毒时会出现腹痛？

DKA患者腹痛较为常见，通常被误诊为急腹症。其发病机制尚不明确，可能由于脱水低灌注造成缺血性肠病及胰腺血管循环障碍所致，另外也可能与低钾引起肠胀气和麻痹性肠梗阻有关。

为什么糖尿病酮症酸中毒易并发脑水肿？

DKA严重时导致失水、循环障碍、渗透压升高及脑细胞缺氧，这些均可引起中枢神经功能障碍，出现不同程度的意识障碍、嗜睡、反应迟钝以至昏迷，后期可发生脑水肿。另外，在纠酮过程中若血糖下降过快造成脑细胞内外渗透压改变也可引起脑水肿。

糖尿病酮症酸中毒的化验指标有何异常？

化验指标主要看尿检和血检。

（1）尿液检查：尿糖和尿酮体强阳性。

（2）血液检查：①血糖升高，通常在16.7~33.3mmol/L。②血酮体强阳性。③二氧化碳分压（$PaCO_2$）下降，pH<7.35。④血钾正常或偏低，尿量减少后可偏高，治疗后易出现低钾；血钠、氯偏低。⑤即使不合并感染血白细胞及中性粒细胞也可升高。

怎样使用尿酮试纸？

使用尿酮试纸与尿糖试纸方法大致相同，简便易行，可供患者在家中自行检测酮体有无。即将尿酮试纸浸入尿液湿透1秒钟，30秒后观察颜色变化，与标准色板对照。

怎样使用酮体粉检测酮体？

过去我们应用酮体粉检测酮体有无，但其检测结果受较多因素影响，现已较少使用。将尿液覆盖酮体粉后观察颜色变化，半分钟出现紫色为强阳性，1分钟出现为阳性，2分钟出现为弱阳性，大于2分钟出现无意义。

糖尿病酮症酸中毒的临床表现有哪些？

糖尿病酮症酸中毒有以下表现：①原有症状加重，如"三多一少"症状更加明显。②极度虚弱、乏力。③呼吸深而快，呼气时有"烂苹果"味。④明显食欲减退，恶心呕吐或腹部不适，少数患者可有剧烈腹痛，似急腹症。⑤肌肉酸痛。⑥明显脱水，黏膜干燥。⑦循环不良，脉搏加快，四肢发冷。⑧神志改变，轻者烦躁，重者淡漠、迟钝、嗜睡甚至昏迷。

诊断糖尿病酮症酸中毒的关键是什么？

糖尿病酮症酸中毒的诊断并不困难，依据糖尿病病史、临床表现及实验室检查很容易诊断。关键在于医生要想到发生酮症酸中毒的可能性。

糖尿病酮症酸中毒能引起哪些并发症？

糖尿病酮症酸中毒常见的并发症包括肺水肿、高脂血症、胰腺炎、心肌梗死及多器官功能衰竭。另外还包括医源性并发症如低钾血症、低血糖、脑水肿等。

糖尿病酮症酸中毒的治疗原则是什么？

糖尿病酮症酸中毒一经诊断应立即进行治疗，治疗原则主要包括：①补液：这是首要的、极其关键的措施，通常用的液体是生理盐水，在补液过程中还应根据血糖改变液体种类，如葡萄糖水或糖盐水等。②小剂量胰岛素静脉输注。③补钾：患者常伴失钾，经补液已排尿就应开始静脉补钾。④补碱：当动脉血pH值<7.1时可用小剂量碳酸氢钠。⑤监测：每2小时测血糖一次，测定尿糖及尿酮体，注意电解质和血气变化。监测肝肾功能、心电图等，以便及时调整治疗方案。⑥要积极治疗诱因及并发症，防止诱因反复。

大剂量胰岛素治疗糖尿病酮症酸中毒有什么缺点？

以往临床实践表明，大剂量胰岛素治疗不利于糖尿病酮症酸中毒的纠正，现已不再使用，其主要缺点包括：①降糖速度过快易导致低血糖及脑水肿的发生。②大剂量胰岛素使血液中钾离子大量向细胞内转移造成严重低血钾。

小剂量胰岛素治疗糖尿病酮症酸中毒的根据是什么，怎样应用？

近年来大量基础研究和临床实践表明，小剂量胰岛素治疗方案有简便、有效、安全、较少引起脑水肿、低血糖、低血钾等优点。小剂量胰岛素治疗的理论基础是：①此剂量能抑制脂肪分解和糖异生以消除酮体。②此剂量不足以导致钾转移至细胞内。③低血糖反应几乎可以避免，脑水肿发生极少。

具体的方法为按0.1U/（h·kg）计算，每小时静滴4~6单位为可靠剂量，治疗中每1~2小时测血糖、尿糖及尿酮体定性，以便根据测定指标调整胰岛素剂量，但具体的方案应由专业医师根据患者的不同情况采取个体化定制。

用胰岛素治疗糖尿病酮症酸中毒时应注意什么？

用胰岛素治疗糖尿病酮症酸中毒最重要的是要遵循小剂量胰岛素治疗的原则，胰岛素的用量一般不超过50单位。若治疗2小时血糖无肯定下降，胰岛素剂量可加倍。当血糖降至13.98mmol/L时，可用5%葡萄糖加胰岛素继续静脉滴注直至酮体消失。患者能进流食之后，改为常规皮下注射胰岛素。

糖尿病酮症酸中毒时需要补碱治疗吗？

DKA的基础是酮体堆积，纠正酸中毒不宜过早、过快。轻、中度酸中毒在用胰岛素后酮体产生即停止，酸中毒可因此而自行消失，可不必补碱；在严重酸中毒时，如pH<7.1需要补碱治疗，可用5%碳酸氢钠（$NaHCO_3$）配成等渗溶液缓慢静脉滴注，1小时后复查血pH（酸碱度），必要时再给下一剂量。血pH>7.2时停止补碱。

哪些因素能影响糖尿病酮症酸中毒的预后？

DKA经过及时抢救治疗，其预后多属良好，若并发肾衰、心衰或多器官功能衰竭，其预后将根据衰竭的器官数目而定。若DKA不及时治疗，其预后多属不良。

如何预防糖尿病酮症酸中毒的发生？

酮症酸中毒如能早期发现、及时治疗，效果较好。当然，更重要的是预防酮症酸中毒的发生。

①糖尿病患者及家属要掌握糖尿病的基础知识，提高对糖尿病酮症酸中毒的认识。一旦怀疑本病应及早到医院就诊。②要严格遵守胰岛素及降糖药物的治疗方案，不能随意减量，更不能中断治疗。③经常监测血糖、尿糖、尿酮，了解尿量、体重的变化。发现血糖增高，及时就诊。有条件者可行自我血糖监测。④坚持血糖和运动疗法，增强体质，预防感染。⑤如果发生急性病时，特别是严重的感染，必须尽早得到医生的治疗。

第二节　糖尿病高渗性昏迷

——胡仁明教授与您谈

糖尿病高渗性昏迷是糖尿病的一种急性并发症，常发生于50岁以上的2型糖尿病患者，其可以造成很高的血糖和血渗透压，患者很容易发生昏迷，一旦发病，死亡率极高，预后差。华山医院胡仁明教授谈到：高渗性昏迷虽然凶险，但是平时注意自我保健和及时就诊，是可以预防和治疗的。

糖尿病高渗性昏迷的诱发因素有哪些？

在胰岛素缺乏的基础上，一些常见的因素可诱发糖尿病高渗性昏迷，这些因素包括以下几方面。

（1）应激：感染最常见，尤其是呼吸系统感染、尿路感染、胃肠道感染等。此外还包括外伤、手术、心肌梗死、消化道出血、脑卒中等。

（2）饮水不足：老年人口渴感减退或因昏迷造成进水太少，血液浓缩等。

（3）失水过多：如发热、严重呕吐、腹泻等。

（4）高糖摄入：有糖尿病而自己不知，没有采取正规的治疗，甚至因其他疾病而误用高糖输液，致使血糖显著升高等。

（5）影响糖代谢药物的应用：如肾上腺皮质激素、利尿剂等。

糖尿病高渗性昏迷是怎么发生的？

糖尿病患者存在上述诱因时，可导致血糖明显升高，机体脱水，血渗透压明显升高。与此同时，机体相应的代偿功能下降，血液浓缩，促进血糖、血钠进一步升高，引起恶性循环，结果出现不同程度神经系统障碍。

糖尿病高渗性昏迷有何特征？

患者多为60岁以上的老年人，2/3有糖尿病病史。起病多缓慢，最初糖尿病症状加重，数天里尿量增多，但饮水并不多，疲乏无力，头晕，食欲不振等。随着病情的发展，患者脱水日趋严重，会出现眼窝凹陷，皮肤干燥、缺乏弹性，心跳增快，血压下降，尿量减少等，严重者出现烦躁、精神恍惚、反应迟钝、表情淡漠甚至昏迷。无糖尿病病史者常被误诊为脑血管病或其他神经系统疾病，贻误治疗。

糖尿病高渗性昏迷的诊断要点是什么？

凡是中老年人神志不清者均应考虑本病，诊断时应综合考虑其病史、特有体征和化验检查，主要诊断依据如下。

（1）中老年人，临床上伴发明显的脱水和意识障碍。

（2）血糖≥33.3mmol/L（600mg/dl）。

（3）血浆渗透压≥350mOsm/kg。

（4）血、尿中有或无酮体。

诊断糖尿病高渗性昏迷时应注意哪些问题？

在确诊糖尿病高渗性昏迷时应注意与其他引起昏迷的常见疾病相鉴别。

（1）低血糖昏迷：有明显的糖尿病病史，服用口服降糖药物如格列本脲（优降糖），或错误注射胰岛素、未按时进餐等，急查血糖即可鉴别。

（2）本病可同时合并酮症酸中毒、乳酸性酸中毒，查血糖、渗透压、血乳酸和血尿酮体即可鉴别诊断。

（3）脑血管意外可诱发本病，同时本病亦可并发脑血管意外，根据血糖、血压、渗透压、颅脑CT可进行鉴别诊断。

糖尿病高渗性昏迷的治疗原则是什么？

（1）去除诱因，对症处理，如抗炎、维持生命体征的支持治疗等。

（2）由于严重失水、高渗状态为本症的特点，故迅速补液、扩容、纠正高渗为处理的关键。补液目前多数主张开始输等渗液，补液速度应遵先快后慢的原则。

（3）胰岛素应该小剂量持续静脉滴注，使血糖稳步下降，注意加强监测血糖。

（4）纠正机体内环境紊乱。

（5）纠正酸中毒：一般不需要用碱性药物，当明显酸中毒时，可予14%碳酸氢钠（$NaHCO_3$），但不宜过量，以免加重组织缺氧。

怎样预防糖尿病高渗性昏迷？

（1）老年糖尿病患者要加强自我保健意识，合理治疗，严格控制血糖。如果有口渴、多饮、多尿加重，或出现消化道症状如恶心、呕吐等时，需立即就诊，正规治疗。

（2）要注意饮水，一定不要限制饮水，防止脱水。注意限制进食含糖饮料。

（3）规律生活，合理起居，注意锻炼，防止各种感染、应激等情况。

（4）任何不适时均应加强血糖监测。

糖尿病高渗性昏迷的预后如何？

本病的死亡率高达40%~70%，以下因素影响预后。

（1）年龄越大死亡率越高，死亡者多为60岁以上者。

（2）发病前有糖尿病慢性并发症者或合并其他疾病者死亡率高，包括糖尿病肾病、冠心病、脑梗死、高血压、肝胆病、慢性支气管炎、肺气肿等。

（3）因未及时就医导致高渗状态持续时间越长，死亡率越高。

第三节　糖尿病低血糖症

——石勇铨教授与您谈

正常人血葡萄糖测定值：空腹为3.9~6.1mmol/L（60~110mg/dl），餐后血糖为3.9~7.8mmol/L。血糖值低于2.8mmol/L，称为低血糖症，常伴有相关一系列症状和体征。少数病例不伴有自觉症状。对于糖尿病患者来说，血糖低于3.9mmol/L就认为是低血糖。

低血糖在糖尿病患者中并不少见，尤其是在使用胰岛素和磺脲类药物治疗的糖尿病患者中常见，是比较严重的不良反应之一。

严重的低血糖和低血糖昏迷对神经系统的影响是很大的，如不进行抢救，昏迷6小时以上可造成不能恢复的脑组织损坏，甚至死亡，即使抢救过来，也会因此变成痴呆。低血糖发生后，如无人发觉、抢救不及时或治疗不当可引起死亡。低血糖严重威胁着糖尿病患者的生命。

为此，我们请来了内分泌学领域专家石勇铨教授给大家谈谈低血糖的防治。

糖尿病低血糖症的诊断标准是什么？

糖尿病患者血糖测定值低于3.9mmol/L即可诊断低血糖。如血糖低于2.8mmol/L，或者糖尿病患者发生低血糖时需要通过其他亲人帮助解决，称为严重低血糖。

血糖值不低于此值，但因血糖短期内下降太多，例如由18.8mmol/L快速下降至8.5mmol/L，虽然血糖仍然高于正常范围，但也会有低血糖症状和体征，此种情况称为低血糖反应。

糖尿病患者发生低血糖的原因是什么？

糖尿病患者发生低血糖最常见原因主要有以下几个。

（1）口服降糖药或注射胰岛素剂量过大。

（2）没能按时进食或食入量太少。

（3）有的患者因突然加大了体力活动量导致低血糖。

（4）疾病原因，如糖尿病患者并发垂体功能低下等，或在发热、外伤、手术、分娩时，能量消耗一时增多，又未能补充热量所致。

为什么老年糖尿病患者易发生低血糖症？

老年人重要脏器功能随着年龄增大逐渐减退，维持血糖稳定的内分泌器官反应迟缓，同时对于低血糖的感知能力减弱，当机体需要血糖浓度增高时，胰高糖素、糖皮质激素、肾上腺素等分泌迟缓或不足，不能及时动员储备的糖原以升高血糖。加上老年人食量减少，肝脏、肌肉内储存的糖原较少，消瘦的老年人脂肪储备更少，不足以转化成足量葡萄糖供需要。

低血糖的临床表现有哪些？

低血糖主要表现在两个方面。

（1）交感神经系统兴奋和肾上腺素分泌增加的表现：出现饥饿感、心慌、出汗、紧张、软弱无力；体征是面色苍白、四肢冷汗、发凉、颤抖、心率加快、血压升高。常发生于血糖下降快、糖尿病慢性并发症少的患者。

（2）神经中枢功能异常的表现：可以在上述症状之后进一步发生，也可作为首发或主要症状，见于多年糖尿病病史或老年患者、有自主神经系统病变者，或血糖下降缓慢、程度重，或原有脑血管病的患者。表现为头痛头晕，不安躁动，语言障碍，定向力或识别力突然丧失，或精神失常；进一步可抽搐、偏瘫、昏睡，呼吸、血压处于被抑制状态，以致死亡。

不典型的低血糖表现仅为行为或者感觉异常，如舌根发麻，说话不清，答非所问，烦躁，不理人，平时举止端庄，忽然衣冠不整，无缘无故打架，无故难受、头痛头晕。

为什么患低血糖昏迷6小时后就会死亡？

昏迷是中枢神经系统严重受损的结果。神经细胞主要的能量来源是葡萄糖。神经系统的不同部位对低血糖损害的反应不同，越是高级的神经系统愈敏感，按敏感的部位高低依次为大脑皮层、小脑、丘脑、中脑、桥脑、延脑和脊髓。所以，低血糖的临床表现与上述部位有关，但桥脑和延脑是呼吸和循环中枢，如果较长时间的严重低血糖造成这些部位的损伤就会导致死亡。

低血糖对糖尿病患者易造成哪些危害？

血糖是体内器官、组织的能量来源，低血糖对高能量代谢器官的损害最为敏感，所以低浓度的血糖除了引起中枢和交感神经系统功能紊乱之外，还可以引起类似缺氧引致的视力模糊、一过性黑矇、听力下降、心绞痛、脑卒中以致死亡。慢性低血糖可致脑萎缩、智力下降。部分患者的大脑皮层蒙受较长期的低血糖损害，矫正后仍然成为植物人。

低血糖是糖尿病潜在的严重并发症，低血糖发作可能会导致患者发生心肌梗死、心律不齐、自主神经系统功能异常和心肌缺血等。

患者对低血糖发作以及治疗相关风险的恐惧，可能会导致患者停止降糖治疗，这是患者达到血糖控制的重大障碍。

在什么情况下糖尿病患者易出现低血糖昏迷？

糖尿病患者患有自主神经病变、β-肾上腺素能反应不良等时，低血糖反向调节机制缺失，肾上腺素分泌反应缺乏，这种情况下，患者没有饥饿、心悸、手抖等症状而不会及时进食，同时升糖激素分泌减少导致血糖持续下降，因此容易发生低血糖昏迷。反复低血糖的患者也容易出现低血糖昏迷。

为什么低血糖时患者有胡言乱语、抽搐现象？

缓慢下降、持续较长时间的低血糖，在患者交感神经系统反应差的情况下，大脑皮层和中脑功能紊乱可引起意识和运动神经中枢的反应。

为什么餐后会出现反应性低血糖？

餐后功能性胰岛素分泌增多使血糖下降至正常值以下，引起了以交感神经兴奋和中枢神经系统功能障碍为突出表现的一组临床表现，又称功能性低血糖。其原因是糖尿病患者胰岛功能障碍，餐后血糖升高时胰岛素分泌迟缓，不能与血糖同步。当自身胰岛素分泌达到高峰时，血中葡萄糖已经被利用、贮存或经尿排出，血糖回落，而此时血中胰岛素水平相对过多，因而发生低血糖。

何谓无症状性低血糖现象？

无症状性低血糖是指患者在血糖很低、进入危险值的时候，却没有任何的感觉和症状，患者常在不知不觉中陷入昏迷，如果抢救不及时，还可能会因为持续的低血糖造成大脑不可逆的损伤，甚至危及生命。

糖尿病患者经常发生低血糖会影响认知能力吗？

脑细胞缺糖与缺氧相似，细胞可出血、水肿，产生退行性病变，大脑皮层对低血糖最敏感，会因病变而使认知能力下降。有科学家研究发现，严重低血糖发生的次数越多，发生老年型痴呆的可能性越大。

糖尿病性低血糖昏迷需要与哪些昏迷鉴别？

糖尿病患者在多种情况或疾病时可出现昏迷，除了比较常见的低血糖昏迷、肾功能衰竭期的酸中毒昏迷、高血糖引起的酮症酸中毒昏迷、非酮症高血糖高渗性昏迷、脑卒中昏迷，还有一氧化碳中毒的昏迷，它们在老年或脑萎缩的糖尿病患者中也可能发生。血糖的测定是鉴别的关键措施。

磺脲类口服降糖药引起的低血糖反应有哪些特点？

（1）肝或肾功能显著不良的糖尿病患者，对此类药的分解代谢或经肾排出的作用障碍，易导致低血糖。

（2）长效磺脲类降糖药在体内代谢需要几小时甚至一二天（如优降糖等），所以补充糖之后，虽然患者症状消失，血糖恢复，但低血糖会反复发生，需要观察72小时，及时发现和治疗可能再发的低血糖。

胰岛素引起的低血糖有哪些特点？

胰岛素引起的低血糖与所用胰岛素剂量、是否进食有关。此外，其他加强胰岛素作用的物质也可引起低血糖症，例如服用阿司匹林类药物、降血压的单胺氧化酶抑制剂、几种抗结核药、二甲双胍等。酗酒、体力活动过多、胰岛素误注射到皮下血管内或肌肉内，导致血液循环中胰岛素浓度超过需要剂量也会引起低血糖。

糖尿病性低血糖的治疗原则是什么？

糖尿病患者发生低血糖的地点多在院外，因此患者需要学会如何及早发现和治疗低血糖。如发生明确的低血糖，快速摄入糖水或者含碳水化合物的食物，量大概以15g左右葡萄糖合适。15分钟后测定血糖，如仍未恢复到正常水平，则再次喝糖水或进食，并于15分钟后测定血糖，以达到正常水平。

如何预防糖尿病性低血糖的发生？

（1）降糖药需从小剂量开始，逐渐根据血糖值调整剂量，并经常监测血糖。

（2）肝、肾功能显著受损者用药前评估肝肾功能，按照说明书要求服用合适剂量的药物。

（3）尽量定时、定量进食；不能进食、也不能用其他方法补充糖分者，暂停用药。

（4）注意其他药物与降糖药物的相互作用，如磺胺类、抗生素、酒精、水杨酸盐等。运动前加餐。

（5）老年糖尿病患者是低血糖的高危人群，因此要特别注意预防，包括应慎用长效口服降糖药，不要空腹进行运动锻炼，外出时携带糖尿病患者专用的说明病情和用药的卡片。老年人发生的行为异常与低血糖可能有关，这一点切记勿忘。

第五章　糖尿病慢性并发症的防治

第一节　糖尿病性脑血管病
——刘志民教授与您谈

糖尿病属于脑血管疾病的独立危险因素之一。糖尿病性脑血管病中，脑梗死和脑出血比例明显高于一般脑血管病。合并糖尿病的脑梗死患者病情严重，病程长，致残率和死亡率都比较高。有资料显示，糖尿病可使中风的发病率增加2~5倍，而在急性中风时，20%~50%的患者存在高血糖。据最近的几个临床试验表明，20%~30%的急性卒中患者有高血糖。那么，糖尿病与脑血管病之间的关系如何呢？它们是互相影响的吗？该如何早期发现和诊断呢？最好听听刘志民教授的高见。

糖尿病性脑血管病常指哪些疾病？

糖尿病性脑血管病主要是指在糖尿病基础上发生的脑血管病，是糖尿病最常见、也是最重要的慢性并发症之一，主要有脑梗死等缺血性中风、脑出血和蛛网膜下腔出血等出血性中风，以及各种认知功能下降甚至痴呆等。

为什么糖尿病患者容易有脑血管病？

糖尿病本身就是脑血管病的独立危险因素，长期的高血糖、胰岛素抵抗，以及伴发各种代谢异常如血脂异常（甘油三酯、低密度脂蛋白、极低密度脂蛋白的升高和高密度脂蛋白的降低）、高血压、高尿酸血症等，均能导致脑部微血管病变及加速动脉粥样硬化的过程，使各种糖尿病性脑血管病发生风险明显增加。

糖尿病并发脑血管病时有哪些先兆迹象？

糖尿病并发脑血管病的先兆与一般脑血管病相似：头痛突然加重或由

间断性头痛加重为持续性剧烈头痛；头晕突然加重，可伴天旋地转、恶心、呕吐；突发肢体活动障碍或感觉障碍，尤其局限于一侧的突发肢体、舌、面部麻木；突发性言语不清，吞咽困难；突发性意识障碍，性格改变；突发视物不清或黑矇，甚至一时性突然失明。尤其是上述症状反复发作时，更应怀疑有脑血管病发生。

为什么糖尿病性脑血管病发生后高血糖不易控制？

对糖尿病患者来说，发生脑血管病机体会出现应激性的血糖升高，同时胰岛素抵抗加重，原有治疗方案不但难以控制血糖，而且机体对于药物和胰岛素的反应性明显降低。糖尿病患者的血糖升高还与脑血管病本身的部位有关，大脑深部出血则血糖升高难控制。此外，脑血管病变患者容易发生其他的并发症，如继发感染等，亦可使患者血糖升高且不易控制。

糖尿病性出血性脑血管病的临床表现有何特点？

糖尿病性出血性脑血管病的临床表现与一般脑出血的临床表现相似，但它的临床表现往往更为严重，并发症如肺部感染等发生率高，预后更差。如果患者平时血糖没有得到很好控制，则脑出血后的脑水肿就特别重，并可出现应激性消化溃疡和出血。

糖尿病性缺血性脑血管病的临床表现有何特点？

微血管病变是高血糖的特征性并发症，因此糖尿病患者发生小血管病变的概率更高。其临床表现与一般脑梗死基本相似，发病以小动脉性脑梗死居多，即平时所说的腔隙中风较多，同时复发的风险较普通的脑梗死更高。

糖尿病性脑血管病急性期易引起哪些并发症？

①肺部感染。糖尿病性脑血管病患者病情较重，卧床机会多，抵抗

力差，易出现肺部感染。②急性代谢综合征如糖尿病酮症酸中毒、糖尿病高渗性昏迷。在脑血管应激下，患者血糖多急剧升高，且比平时难控制。③难以控制的高血压。④深静脉血栓形成和肺栓塞。在卧床和糖尿病情况下，更易发生上述并发症。⑤电解质紊乱。主要有低血钾症、高钠血症和低钠血症。⑥尿路感染。留置导尿管是发生尿路感染的主要原因。⑦急性心脏损伤，如心肌缺血、心肌梗死、心律失常和心力衰竭等。⑧急性肾功能衰竭。糖尿病易引起肾脏疾病，在出现脑血管病时更易引起肾功能损害。⑨应激性溃疡。⑩压疮。这些并发症的发生，首先是由糖尿病本身的长期损害所引起，如糖尿病性肾病、糖尿病性心肌病等，其次是由糖尿病并发的血管病和凝血机制异常所引起。

诊断糖尿病性脑血管病时应该注意哪些问题？

①应明确是脑出血还是脑梗死，病变的部位、大小，同时注意血糖的高低、酮症有无等糖尿病方面的情况。②应注意糖尿病有无累及其他脏器，如是否有糖尿病性心脏病、糖尿病性肾病等。③昏迷患者需要鉴别和排除糖尿病高血糖和低血糖昏迷。

急性糖尿病性脑梗死的治疗原则是什么？

急性糖尿病性脑梗死的治疗原则与动脉硬化性脑梗死相同，应注意处理脑血管病和糖尿病两方面的情况，原则如下：①治疗脑血管病，按脑血管病治疗规范进行积极治疗。②控制血糖，血糖越高，预后越差。③治疗和处理感染等并发症。④应积极防治危险因素，尽早服用阿司匹林或氯吡格雷，开展二级预防。

糖尿病性脑血管病患者在恢复期应注意哪些问题？

应注意加强康复训练，控制血糖、血压、血脂等危险因素，同时注意饮食，控制总热量摄入，适当运动锻炼，积极控制糖尿病。还要长期应用阿司匹林等抗血小板药物，伴发高血脂者应服降脂药物。

怎样对糖尿病性脑血管病患者进行语言训练？

糖尿病性脑血管病患者应在康复医师及言语治疗师的指导下进行语言训练。首先，应分清失语症和构音障碍，再分别给予训练。有失语症时，应给予充分听觉刺激，指导患者以正确的句法次序产生字词。有构音障碍时，可通过代偿性技术如交流板和电子交流盘等进行沟通治疗。

怎样护理糖尿病性脑血管病昏迷患者的眼睛？

应保持眼睛干净，以无菌水冲洗眼睛，用无菌纱布擦拭和遮盖眼睛，白天可适当应用滴眼液数次，夜晚可涂擦金霉素眼药膏。

糖尿病性脑血管病患者发生褥疮时怎样护理？

预防褥疮的皮肤护理包括：①对于偏瘫或四肢瘫痪的患者严格执行1~2小时翻身一次的制度，做到动作轻柔，严禁在床上拖拉患者，以免发生皮肤擦伤。②保持床单平整，做到无皱褶、渣屑，及时更换被尿便污染的尿布或床单。③保持皮肤清洁，每日上下午背部清洁护理1次，每周床上擦澡1~2次，在翻身时对骶尾部和骨隆起部位进行按摩。④对于易受压部位或骨隆起部位可放置气枕或气圈，有条件者可使用气垫床或自动翻身床。

对褥疮的护理包括：①当受压部位出现皮肤发红、肿胀变硬时，应禁止该部位继续受压，局部涂以2%的碘酒或0.5%的碘伏，每日数次。②当皮肤发红区出现水泡时，在无菌操作下抽出水泡内液体，保持表皮完整贴敷，局部涂以0.5%的碘伏，每日数次，保持创面干燥。③当水泡部位出现表皮破损时，局部涂以0.5%的碘伏，每4小时1次；创面可用新鲜鸡蛋内皮贴敷，促进表皮愈合，并给予红外线灯照射，上下午各1次，每次15~20分钟。④当表皮出现坏死，形成溃疡，面积逐渐扩大，并深达皮下组织时，局部给予3%双氧水去除腐烂组织，再用生理盐水清洁创面，局部涂以0.5%的碘伏，保持创面干燥。每日换药1次，每次换药时用75%乙醇消毒周围皮肤。⑤当溃疡深达肌肉组织时，需做局部清创手术，术前对创面分泌物做细菌培养和药物敏感试验，术后全身应用抗生素，创面用凡士林油纱布覆盖，每日定时换药。

怎样预防糖尿病性脑血管病的发生？

糖尿病是脑血管病的独立危险因素，因此要预防糖尿病性脑血管病的发生，首先对糖尿病的治疗要有正确的理念，即多重危险因素的管理。糖尿病患者不但要控制血糖，使血糖达标，同时应积极控制血压，设法使血压达到130/80mmHg左右。积极治疗高血脂和高凝状态，高危人群及早起始他汀类药物和阿司匹林的治疗，肥胖患者注意减重。近年来研究发现，降糖药物SGLT-2i和GLP-1RA具有减少心脑血管事件和死亡率的作用，因此对于高危患者，尤其是既往有脑血管病变的患者，降糖药物优先选择上述两类药物。

定期检查、及早发现也是预防发生脑血管事件的关键措施。

第二节　糖尿病性心脏病

——梁春教授与您谈

糖尿病患者经常出现冠状动脉、外周动脉等大血管并发症，其中冠心病是2型糖尿病患者的主要死因。当代著名的心脏病学专家陈灏珠院士指出："绝大多数糖尿病患者未曾意识到这一点，只是关注与微血管病变密切相关的视网膜病变与肾病的发展。"

什么是糖尿病性心脏病和糖尿病中的心血管病？

长期患糖尿病可引起多个系统器官的慢性并发症，其中对心血管系统，尤其是心脏的危害最甚。研究糖尿病的专家多将糖尿病患者所并发或伴发的心脏病统称为糖尿病性心脏病，包括糖尿病性心肌病、与糖尿病有关的冠状动脉粥样硬化性心脏病（冠心病）、微血管病变和自律神经功能紊乱所致的心率、心律和心功能失常。而研究心脏病的专家则通常只认为糖尿病性心肌病是糖尿病性心脏病，其他的则称为糖尿病中的心血管病。

糖尿病性心脏病的发病情况怎样，危害有多大？

近年心血管病上升为糖尿病的主要并发症。据统计，有70%~80%的糖尿病患者最后死于心血管并发症。

冠心病是糖尿病最常见的心脏并发症。根据世界卫生组织的报告，有26%~35%的糖尿病患者同时患有冠心病，其中老年和女性患者患冠心病的可能性更大。糖尿病对女性患者心血管系统的损害尤为严重，绝经期前健康女性自身激素的抗动脉粥样硬化作用此时几乎完全消失。

我国住院糖尿病患者中，同时患冠心病者高达30%~38%。流行病学研究显示，糖尿病患者患冠心病的可能性较同年龄、同性别的非糖尿病人群高4倍左右，死亡率增高5~6倍。

糖尿病患者发生急性心肌梗死的机会明显高于非糖尿病患者，其中男性约高1.5倍，女性约高3.5倍，病死率达26%~58%。超过1/3的糖尿病患者发生心肌梗死时并无胸痛症状，称为无痛性心肌梗死，因而不易被诊断，以致被延误治疗。

此外，大多数糖尿病患者伴有心脏自主神经功能异常，另有20%~40%的患者同时合并高血压，发生心力衰竭的可能性为非糖尿病者的2~4倍（男性）和4~8倍（女性）。因此，我们应该非常警惕糖尿病对患者心血管系统的危害。

为什么糖尿病患者容易发生糖尿病性心脏病呢？

糖尿病患者的机体长期处于高血糖状态下，多个系统的组织和器官会发生病理变化。例如高血糖会使患者动脉内膜的内皮细胞受损，使脂质、黏多糖等物质更容易在血管壁沉积，形成粥样斑块，从而导致血管管腔狭窄，影响血流通过，当遍布全身的动脉血管发生这种病变时，就会出现许多并发症。糖尿病患者在糖代谢紊乱的同时往往还伴有脂代谢的紊乱，导致受损的动脉内膜更容易出现脂质沉积，进一步加重粥样硬化。如累及冠状动脉，就会出现心肌缺血缺氧，引起冠心病。同时，糖尿病患者血液呈高凝状态而易形成血栓，如在粥样斑块的基础上堵塞冠状动脉，就会引起心肌梗死。另外，糖尿病状态以及心肌长期的缺血缺氧也会导致心脏自主神经功能受损、心肌组织变性、心肌舒缩无力，患者就会出现心律失常、心力衰竭等并发症。

糖尿病性心脏病有哪些临床表现？

出现在糖尿病中的心血管病一般在早期表现为微血管和自主神经病变，在此基础上可逐渐发生心肌病和严重的冠心病。对于支配心脏功能的神经系统，往往是迷走神经先于交感神经受损，患者表现为静息状态下心动过速；后期交感神经也受累及后，心脏几乎完全失去神经支配，患者心率因此相对固定。当患者心脏在运动等情况下需要消耗更多的氧时，过慢的心率将不能满足此需要而导致心肌缺血缺氧。如果损害到支配血管舒缩的交感神经，可发生体位性低血压，患者从坐位或卧位突然起立时出现头晕、心悸、视力模糊等症状，有时被误认为是低血糖。冠心病是常见而严重的心脏病，与糖尿病同时存在时，对糖尿病患者的危害则更加严重。

糖尿病性心脏疾病和非糖尿病性心脏疾病相比有哪些不同之处？

糖尿病患者除高血糖外往往还伴有高血压、高血脂、高胰岛素血症等冠心病的危险因素，糖尿病患者所患冠心病与一般人所患的冠心病相比，病变范围更广泛，程度更严重，常有多支冠状动脉受累且血管阻塞程度也较严重，部分患者心肌梗死发生的部位与冠状动脉狭窄的部位并不完全一致。但临床上患者的心绞痛症状反而并不明显，甚至30%以上的患者发生了心肌梗死后仍未出现胸痛，仅表现为恶心呕吐、心力衰竭或心律失常，甚至仅表现为乏力等，极易漏诊、误诊，导致非常严重的后果。一旦发生心肌梗死，糖尿病患者和非糖尿病患者相比梗死面积更大，透壁性的梗死更多，容易出现室壁瘤、心源性休克、恶性心律失常和心力衰竭，因此心肌梗死的病死率较非糖尿病患者要高，特别是妇女和65岁以下的患者尤为明显。在心肌梗死后存活者中，糖尿病患者再次发生心肌梗死的可能性是非糖尿病患者的2倍。此外，20世纪70年代起，陆续有学者报告，有的糖尿病患者虽然没有严重的冠状动脉粥样硬化，却仍然发生了充血性心力衰竭和心律失常，出现心脏扩大、心肌僵硬、舒缩功能异常等心肌病的表现，如果患者伴有高血压，则情况会更加严重，这一现象已引起了医学界的重视。

糖尿病患者患冠心病时为何会发生无痛性心肌梗死？

糖尿病引起的微血管病变会损害全身多个系统。当营养神经的微血管因糖尿病而发生退行性病变时，就会使心脏的神经功能受损。一般认为，糖尿病患者发生急性心肌梗死时没有胸痛症状，与患者痛觉神经受损害有关。

部分患者心肌梗死的部位与冠状动脉狭窄的部位不一致，可能是由于糖尿病对自主神经的损害造成局部冠状动脉痉挛，从而导致并非严重狭窄的冠状动脉提供血供的心肌也会发生梗死。

糖尿病性心肌病有哪些自身特点呢？

糖尿病性心肌病是糖尿病本身引起的心脏损害，也是糖尿病患者主要的心血管并发症之一。刚才说到，20世纪70年代起，陆续有学者研究发现不少糖尿病患者无明显冠状动脉粥样硬化的证据，但却出现了心脏扩大、充血性心力衰竭和心律失常等心肌病的表现，从而认为糖尿病本身可以引起心肌病，提出了糖尿病性心肌病的诊断，并将其列为特异性心肌病的一种。该病的具体发病机制目前尚不完全清楚，但一般认为是由于胰岛素缺乏或胰岛素抵抗，在此基础上出现的能量代谢紊乱使心肌发生变性、坏死、纤维化及心肌的微血管发生病变等所引起的。糖尿病患者广泛存在亚临床心功能异常，发生糖尿病性心肌病时早期可无任何症状，随着病情的进展，晚期患者心脏扩大，出现心绞痛、进行性心功能不全、心律失常等临床表现，并可能造成心源性猝死。由于该病早期可无任何临床症状和体征，诊断上也较难和糖尿病合并高血压性心脏病或合并冠心病鉴别，因此糖尿病患者定期检查心功能状况对早期诊断糖尿病性心肌病非常重要，尤其要注意检查左室舒张功能是否异常。该病目前还没有特效的治疗方法，有研究发现早期患者控制血糖、血脂和血压，应用钙离子拮抗剂以及血管紧张素转换酶抑制剂能预防和延缓心肌病变的发展。

糖尿病性心脏病发作时有哪些"蛛丝马迹"呢？

糖尿病中的心血管病有各种各样的临床表现，我们在生活中还是能够察觉到它的"蛛丝马迹"的。

静息状态下心动过速可能是常见的一种早期表现，患者可在早晨觉醒时自测心率，糖尿病患者心脏受累时在休息状态下心率常每分钟超过90次。这是因为心脏本来受交感和副交感两种神经支配，交感神经兴奋时心率会加快，而副交感神经兴奋时心率会减慢，糖尿病患者心脏病变早期常先是副交感神经受损害，导致交感神经相对兴奋，所以患者的心率就会变快。

糖尿病晚期患者交感和副交感神经同时受到损害，就会出现不易受各种条件反射影响的固定心率。患者可自测从卧位改变到立位时的心率，一般来说60岁以下的正常人心率每分钟能加快15次以上；60岁以上的正常人能加快10次以上。如果患者没有这样的心率变化就提示支配心脏的副交感神经和交感神经都受到了损伤。

此外，体位性低血压也较常见，如果患者从卧位改变为立位时经常出现头晕、眼前发黑、面色苍白，甚至晕厥，则要警惕可能发生了体位性低血压。这是因为患者交感神经的节后神经受损，不能有效调节血管张力所致。

当然，上面讲到的方法，只是对糖尿病患者患心脏病时粗略的鉴别，广大糖尿病患者还是应该及早到医院请专科医生做诊断和治疗。

怎样预防和延缓糖尿病性心脏病的发生和发展？

研究发现，糖尿病中的心血管病与患者的年龄、性别、肥胖、高血糖、高胰岛素血症、高血压、高血脂、血液流变学异常和吸烟等因素有关。糖尿病患者首先应该积极配合医生使用合适的降糖药物控制血糖，使其维持到接近正常水平，患有高血压或高血脂的患者要同时进行降压和调脂治疗。患者应当注意保持健康的生活方式，做到合理配餐、控制总热量摄入、少食多餐、饮食清淡、戒烟戒酒、保持良好的心态等。为改善心脏冠状动脉供血状况，可适当服用扩张冠状动脉的药物。为防止体位性低血压的发生，起立和躺下都应动作缓慢。糖尿病患者要了解自己心脏的功能情况，制定适合自己的活动量，对超过能力范围的活动应当避免。应定期到医院检测血压、心电图、心脏超声、血脂、血糖和糖化血红蛋白等指标。若出现明显心律不规则、血压降低、恶心呕吐、疲乏和其他异常的症状和体征，都应引起重视，需到医院做进一步检查，以避免心血管急症的漏诊。总之，广大糖尿病患者应该警惕糖尿病对心脏的危害。只要患者和医生及早重视，并采取积极的措施，糖尿病中的心血管病是可以预防和治疗的。

第三节　糖尿病肾病

——郁胜强教授与您谈

糖尿病是一种常见的代谢性疾病。据2020年流行病学调查估计，目前我国成人糖尿病患病率为12.8%，糖尿病患者总人数约为1.298亿，男性7040万，女性5940万，其中90%以上是2型糖尿病。糖尿病后期可出现各种慢性并发症，成为慢性肾衰竭、失明和心脑血管病的主要原因。1998年，美国肾脏病数据统计资料显示，糖尿病肾病为终末期肾病的首要病因，占42.8%。欧洲肾脏透析移植学会统计资料表明，糖尿病肾病占终末期肾病病因的28%。在我国，糖尿病肾病虽不是终末期肾病的首要病因，但据上海透析移植登记资料统计，糖尿病肾病已占患者总数的20%左右，且每年以甚高速率递增。由此可见，糖尿病肾病是一种世界范围内值得重点防治的疾病，也是我国肾脏病学界面临的严峻挑战。鉴于糖尿病肾病的发病率增高及其危害性，国际糖尿病联盟将2003年11月14日的世界糖尿病日的口号命名为"糖尿病与肾病（diabetes and kidney disease）"。由国际肾脏病学会和国际肾脏病基金联盟于2006年联合提议设立世界肾脏日，其中2010年世界肾脏日的主题是"控制糖尿病，保护肾脏"，以提请人们重视积极防治糖尿病肾病。

为什么说普及糖尿病肾病的防治知识迫在眉睫？

糖尿病肾病的发生与多种因素有关，如遗传因素、血糖控制不佳、血压过高等造成肾脏血流动力学异常，同时激发产生多种生长因子和细胞因子等综合作用造成肾脏损害。

我国糖尿病患者数量庞大，糖尿病肾病患病率在逐年升高，且这些患者大多数高血糖未得到良好的控制，并发的糖尿病肾病未能早期发现，未给予及时、有效的治疗。这主要是因为我国社会经济发展水平不平衡，医护保健力量相对薄弱。毋庸置疑，患者对糖尿病防治知识的缺乏及部分医务人员专业知识水平不高也是重要原因之一，因此必须尽快普及这方面的知识。

什么是糖尿病肾病呢？

这得从肾脏的构造说起。肾脏最基本的功能结构是肾单位，每个人总计共有100万~150万个肾单位。肾单位由肾小球囊、肾小球和肾小管组成，肾小球之间是系膜区。糖尿病肾病最主要的病理改变是肾小球的系膜区扩增，基底膜增厚，进而发生肾小球硬化，同时小管上皮细胞肥大，间质细胞增生纤维化。糖尿病肾病的临床表现有微量蛋白尿、浮肿、高血压、肾功能减退及肾小球滤过率改变等。

糖尿病肾病分几期？

糖尿病肾病是一个不断进展的过程，各期表现不同，一般分为五期。

Ⅰ期（高滤过期）：此期，肾血流量增加，肾小球灌注压增加。肾小球内压力增高，致使肾小球滤过率增高。此期的肾脏病变很轻，一般无法检测。

Ⅱ期（无临床症状肾损害期）：这一期肾小球滤过率仍高于正常（>150毫升/分钟），血压多数正常，但已出现肾小球基底膜增厚和系膜基质增加。尿白蛋白排泄率<20微克/分钟，运动后尿白蛋白排泄率增加，休息后可恢复。

Ⅲ期（又称隐性肾病期或为微量白蛋白尿期）：即早期糖尿病肾病。主要表现为尿白蛋白排泄率持续增高，尿白蛋白排泄率为20~200 μg/min或尿微量白蛋白30~300mg/24h。血压开始时正常，后期血压逐渐升高，肾小球滤过率开始下降。肾小球基底膜增厚和系膜基质扩增更加明显。

Ⅳ期（临床糖尿病肾病期或显性肾病期）：其典型特征是：①蛋白尿：开始常为间歇性，以后逐渐呈持续性，量逐渐增多。尿白蛋白排泄率>200μg/min，或>300mg/24h，或尿蛋白定量>0.5g/24h。②高血压：约3/4患者出现高血压，血压升高的程度一般与24小时尿蛋白排泄量及糖尿病肾病的发展速度呈正相关。③肾小球滤过率进行性降低：随着病情波动，血糖和血压升高，肾小球滤过率呈进行性降低，而蛋白排泄率并不减少，这是本病的一个特点。④水肿：与肾小球滤过率进行性降低呈正相关，开始仅清晨眼睑浮肿，以后波及全身，与体位关系较大，下肢、会阴、腰背部更易出现，严重水肿多同时伴有低蛋白血症，甚至可表现为多发性浆膜腔积液。

Ⅴ期（终末期或肾功能衰竭期）：为期2~3年，常于患病20~30年后发生。氮质血症是本期的开始，当肾小球滤过率<40ml/min时，血肌酐和尿素氮明显增高，其中血肌酐水平升高超过707μmol/L（2.0mg/dl）是终末肾病的诊断指标。

终末期糖尿病肾病患者往往有显著的高血压、浮肿、贫血以及氮质血症引起的胃肠道症状如食欲减退、恶心、呕吐，并可继发严重的高血钾、低血钙、代谢性酸中毒、尿毒症性心肌病和神经病变。这些常是尿毒症患者死亡的原因。

怎样早期发现糖尿病肾病？

早期发现糖尿病肾病十分重要。虽然肾活检病理学诊断具有确切的早期诊断意义，但对早期糖尿病肾病的诊断并非十分重要，而且由于肾活检是一种创伤性检查，不易被患者所接受，故不可能常规使用。尿蛋白增加是糖尿病肾病的临床特征之一，也是主要诊断证据。糖尿病患者应定期查尿微量白蛋白，如果在3个月内连续检查2~3次，平均值达到尿白蛋白排泄率20~200μg/min，或尿微量白蛋白30~300mg/24h，且排除其他可能原因，如酮症酸中毒、泌尿系感染、运动、原发性高血压、心力衰竭等，即可诊断早期糖尿病肾病。

怎样治疗糖尿病肾病？

糖尿病肾病的防治包括改变生活方式、限制蛋白质的摄入、控制血糖、纠正高血压及控制血脂等。

（1）改变生活方式：包括限制盐的摄入、运动、戒烟、戒酒、控制体重等。每日盐分摄入量控制在2~4g。在专业人士的指导下制定合理的运动方案，不宜剧烈运动，每周2~3次的有氧运动、散步、打太极拳、爬楼梯、骑自行车、跳舞都是比较适合的运动方式。

（2）限制蛋白质摄入：目前主张对糖尿病肾病早期就应限制蛋白质摄入量，以每日0.5~0.8g/kg标准体重为宜。现已证实，高蛋白饮食可加重糖尿病肾病早期的高滤过改变。对已有大量尿蛋白、水肿和肾功能不全的患者，宜采取限量保质的原则，按每日每千克标准体重0.6克动物蛋白为主，避免食用粗蛋白，如植物蛋白，因其生物利用率低反而增加肾脏负担。选用蛋白宜选优质蛋白，尤其应选用"白色蛋白"。来自动物的蛋白属于优质蛋白，不同动物蛋白质保肾作用并不完全相同。来自动物的蛋白质可以分为两大类：一类是"白色蛋白"，主要包括鸡肉、鸡蛋、牛奶、水产品等，他们烹调后均为白色，所以叫做"白色蛋白"。另一类称为"红色蛋白"，包括牛肉、羊肉、猪肉等，它们烹制后为红褐色，故称"红色蛋白"。有研究发现，两类蛋白对肾功能的保护作用可能有差别，其中"白色蛋白"优于"红色蛋白"。为保证足够的热量，可适当增加碳水化合物的摄入量。

（3）控制血糖：早期严格控制血糖是预防及治疗糖尿病肾病的主要措施。一般认为把糖化血红蛋白控制在7%以下，有利于延缓糖尿病肾病的进展。所以糖尿病肾病的第一个治疗措施还是控制好糖尿病，避免肾脏病变的发生。1993年，美国和加拿大学者联合发表了"糖尿病控制与并发症试验（英文代号为DCCT）"的研究成果，这项试验历时10年耗资1亿美元，研究对象是1型糖尿病患者。1998年英国学者又发表了"英国前瞻性糖尿病研究（英文代号为UKPDS）"的研究成果，这项试验历时20年，主要针对2型糖尿病患者。在这两个意义重大的研究中，他们发现无论是1型还是2型糖尿病患者，血糖控制水平对糖尿病肾病和糖尿病眼底病变的发生和发展有着极其重要的影响，良好的血糖控制可以使1型糖尿病肾病的发生率下降一半，使2型糖尿病肾病的发生率降低1/3。

　　1型糖尿病以注射胰岛素控制血糖为主要治疗。2型糖尿病可先采用口服降糖药治疗，其中磺脲类降糖药，特别是格列喹酮（糖适平）口服吸收快，主要在肝脏代谢，其代谢产物95%以上通过胆汁由肠道排出，肾脏排出率不到5%，对肾影响较小，一般可以使用，但对老年患者应慎用。格列奈类是促胰岛素分泌药物，发生低血糖的风险较低，其中瑞格列奈可用于各期糖尿病肾病以及透析和肾移植患者，不会发生药物在体内蓄积的情况。近年来许多新型降糖药物不断涌现，其中GLP-1受体激动剂、DPP-4酶抑制剂以及SGLT-2抑制剂是糖尿病领域中表现非常活跃的三类药物，越来越多的证据表明SGLT-2抑制剂可能具有独立于降糖之外的肾脏保护作用。对单纯饮食和口服药控制不好或已有肾功能不全和氮质血症的患者，应尽早使用胰岛素，因肾功能不全胰岛素的降解和排泄均减少，故对胰岛素的需要量应适当减少，可根据对血糖的监测情况及时调整胰岛素剂量，最好选用半衰期短的制剂。格列本脲（优降糖），因为此药半衰期长，20%~30%从肾脏排出，极易引起顽固性低血糖反应，故肾功能不全患者禁用。当发生肾功能不全时也不宜应用双胍类降糖药（如二甲双胍），以免发生乳酸性酸中毒。

　　（4）控制血压：高血压可加速糖尿病肾病的进展和恶化，严重高血压的出现常为肾脏损害加剧的先兆。抗高血压治疗对于本病十分重要，有研究表明，当有肾脏损害时降压的重要性甚至超过控制血糖的重要性。糖尿病肾病患者降压要求特别高，一般认为凡蛋白尿<500mg/d以上者血压应降到130/80mmHg，>500mg/d者则应下降到125/75mmHg。目前治疗首选血管紧张素转换酶抑制剂，如卡托普利（甲巯丙脯酸、硫甲丙脯酸、开博通）、依那普利（悦宁定）、培哚普利（雅施达）、贝那普利（苯那普利、洛丁新）和福辛普利（蒙诺）等。血管紧张素转换酶抑制剂对1型和2型糖尿病有高血压或血压正常者都能提供重要的肾脏保护作用。血管紧张素Ⅱ受体拮抗剂（如氯沙坦钾等）试验证明对2型糖尿病肾病患者有良好的肾脏保护作用。临床研究表明，与血管紧张素转换酶抑制剂合用疗效更佳。钙离子拮抗剂（如维拉帕米）能扩张血管，增加肾血流量和减少钠潴留，与血管紧张素转换酶抑制剂或血管紧张素受体阻断剂合用有明显的降压和减少尿蛋白的效果。α 受体阻滞剂（如哌唑嗪）对糖和脂代谢均无不利影响，降压效果好，但有致体位性低血压的不良反应，应谨慎应用。

（5）控制血脂：糖尿病肾病患者容易发生血脂代谢紊乱，血脂升高可以引起肾小球硬化，加剧肾功能恶化。控制血脂可以延缓糖尿病肾病进展，建议低密度脂蛋白控制到<2.6mmol/L，甘油三酯<1.7mmol/L。

怎样治疗中、晚期糖尿病肾病？

目前对中、晚期糖尿病肾病的病因治疗手段还不多，主要目的是避免肾功能不全和尿毒症的发生。首先，患者更应适当限制蛋白质的摄入量。虽然糖尿病肾病患者每天从尿中丢失大量蛋白质，必须补充适量的蛋白质，特别是优质动物蛋白，但到了糖尿病肾病的晚期，大量蛋白质的摄入会使血液中蛋白质的代谢产物如肌酐和尿素氮等增高，给患者带来危害，同时由于肾脏损伤持续存在，新摄入的蛋白仍然可以从尿中丢失，加剧了肾脏的负担。

除此以外，应避免泌尿系感染，严格限制过多钠盐摄入，特别是有浮肿者。晚期糖尿病肾病患者，肾移植或胰-肾联合移植是比较理想的治疗，但由于供体来源困难和价格昂贵，只有极少数患者能够得到这种治疗。对大多数晚期糖尿病肾病患者，只能通过长期血液透析或腹膜透析治疗以延长生命。随着透析技术的发展，晚期糖尿病肾病所致肾衰竭的近期存活率大大提高，2年生存率已达80%以上。糖尿病肾病的预后与糖尿病病情控制的好坏、严重持续性蛋白尿和肾病的进展程度及糖尿病性高血压有密切关系。如果这些因素被积极控制，肾衰竭可不发生或延迟发生。

第四节　糖尿病合并高血压

——张家友教授与您谈

糖尿病与高血压是我国最常见的疾病，这两种病又是一对"姊妹病"，常同时存在。有的先发生糖尿病，有的先发生高血压。我国高血压患者超过3亿，糖尿病患者已超过1亿。

如两病同存则心脑血管疾病的死亡率明显升高，对国人的健康造成很大威胁。糖尿病为什么与高血压"结伴而行"？如何早期发现这对"姊妹病"？如何治疗？还是听听海军军医大学附属长征医院心内科张家友教授的讲解。

高血压与糖尿病有哪些相像之处？

两者都是受多种因素影响而发病的，包括遗传（多基因）及环境因素两方面的影响，不少人虽有家族患病史，但都不能说是遗传疾病，父母亲有高血压或糖尿病，子女并不是注定也要发病，最终是否发病在很大程度上取决于环境因素，即不良的生活习惯（例如：少运动，营养过剩，高钠饮食等）和不利的环境因素（例如：生活工作高压力的应激状态，生活不规律等）。

两者均偏爱胖子，高血压患者中有50%以上是肥胖者，而肥胖人中44%患2型糖尿病，超重者患2型糖尿病的几率是体重正常者的3倍。随着生活水平的提高，肥胖人数增多，我国新发糖尿病及高血压病人数都呈逐年上升的趋势。

两者都有一半以上的患者平时毫无症状，糖尿病患者可以无"三多一少"（多食、多饮、多尿、体重减少）的典型症状，首次就诊时已发生严重的并发症，常因视网膜病变、视力明显减退、肢体麻木疼痛或严重皮肤、外阴瘙痒等来就医。高血压病患者平时也可毫无症状，患者又从不定期测血压，常首次以脑梗死、脑出血或肾功能衰竭等就诊。因此两者都可以称之为"无声的杀手"。

两者都容易造成心、脑、肾、大小血管受损，尤其是肾脏受损。糖尿病患者血糖控制不良，高血糖使肾小球滤过率增高，肾小球内压力升高，以后刺激肾小球的基底膜，并使之发生病变而引起微量蛋白尿，这时尿常规检查常正常或蛋白微量，这个阶段称为早期糖尿病肾病。一般病程10年以上的2型糖尿病患者有15%~60%并发糖尿病肾病，以后肾小球变性，由于高糖及高胰岛素长期刺激还可引起肾小球对钠吸收增加。身体内血容量升高，引起高血压。这种由于糖尿病引起的高血压一般需10年以上才会引起肾性高血压。肾性高血压是一种与高血压病（即原发性高血压）不同的高血压。通常单纯高血压病也引起肾脏病变，这时患者的血糖是正常的，在血压持续升高5~10年且控制不佳时，可出现轻到中度肾小动脉硬化，使肾脏供血不足。由于血压升高，肾小球内压力也高，继而出现微量白蛋白尿。因此，无论糖尿病或高血压病都会出现微量白蛋白尿。微量白蛋白尿既是衡量高血压或糖尿病患者早期肾脏损伤的一个指标，也是反映高血压患者最近数月内血压控制不良的一个指标。两者若同时存在，则肾脏损伤会加倍发展，甚至导致肾功能衰竭。糖尿病肾病患者需要做透析者占终末期肾衰患者需要做透析者总数的10%~15%，并呈上升趋势。

另外，两者均随着年龄老化而患病率上升。65岁以上者有50%以上的人患有高血压病，55岁以上的人未来发生高血压的机会为90%。而糖尿病，尤其是2型糖尿病87%在40岁以后发病，上海市60岁以上人群中患病率为17%。有报道，60岁以上的糖尿病患者60%~100%均有不同程度的高血压。随着我国步入老龄化社会，这两种疾病对老年人的健康威胁最大。高血压病与糖尿病也是引起老年痴呆的两大主要危险因素。

糖尿病患者诊断高血压的标准及降压目标是什么？

正是由于高血压与糖尿病有许多共同之处，当两者并存时，心、脑、肾及血管事件发生率明显增加，因此对糖尿病患者，当血压≥140/90mmHg时，应进行降压治疗，血压控制到<140/90mmHg。非糖尿病者年龄超过60岁，血压≥150/90mmHg（三次不同日测定）才抗高血压治疗，血压控制到<150/90mmHg。糖尿病伴高血压患者，降血压应更积极，目标值更低。对目标血压目前尚无定论，只是认为糖尿病患者应尽可能将血压降到可以耐受的低水平，对保护心、脑、肾及大小血管有利。

为什么说高血压病及糖尿病的早期诊断都非常重要？

在我国高血压的知晓率还是很低的，2017年统计我国高血压的知晓率为43.7%。如此低的知晓率使大批已有高血压的患者不知自己的病情，以致发生心、脑、肾等并发症时才发现自己患有高血压。因此，多年来呼吁35岁以上的人每年都应测血压以早期发现。2014年美国国家防治高血压联合委员会（JNC-8）公布的指南强调120~139/80~89mmHg属高血压正常高限，以提醒人们注意早期改善不良的生活方式，并常测血压，以便对高血压早发现、早诊断、早治疗。糖尿病也有了一些新概念，如已公认空腹血糖≥7.0mmol/L及/或服75g葡萄糖（纯）后2小时血糖≥11.1mmol/L，即可诊断为糖尿病。世界卫生组织强调糖耐量试验及胰岛素释放试验的重要性，因为有不少早期糖尿病患者空腹血糖正常，但服糖后明显高于11.1mmol/L。瑞金医院高血压科统计1126例未察觉自己有糖尿病的高血压住院患者，经过糖耐量试验，发现有11.2%患有糖尿病，其中57.9%表现为空腹血糖基本正常仅服糖后血糖异常，经复查后被确诊。因此，不能说高血压患者空腹血糖正常就是没有糖尿病。尤其对老年人必须注意餐后高血糖的潜在危险，餐后高血糖可见于糖尿病（≥11.1mmol/L）及糖耐量异常（7.8~11.1mmol/L）。为什么老年人尤其要注意呢？有些老年人由于胰腺的胰岛β细胞退化使它分泌胰岛素功能减退，在服糖后缺乏正常人有的早期胰岛素分泌相（早期胰岛素分泌急速上升，到30分钟后达峰，随后正常）。这是由于早期胰岛素缺乏，使肝脏的葡萄糖输出不能受到应有的抑制，因此在服糖后30分钟后的血糖明显上升。此外，老年人空腹血糖正常，服糖后2小时血糖>7.8mmol/L，甚至11.1mmol/L，这提示葡萄糖耐量减退，上述的β细胞功能减退及周围组织对胰岛素抵抗两方面的异常到一定程度会引起发生糖尿病的危险。因此，对老年人或肥胖的高血压患者应常做口服葡萄糖耐量试验，尤其注意服糖后30分钟及2小时的血糖，力争早期发现糖尿病或糖耐量异常。

高血压病及糖尿病患者怎样进行非药物治疗？

前面已简介了高血压病与糖尿病虽然都与遗传有一定关系，但它们的发病主要与不良的生活习惯及周围的环境压力有关，都是生活方式相关性疾病。在我国随着社会经济的发展，生活水平日益提高，饮食结构的改变（高脂、高糖、高蛋白饮食）及运动量减少都是促使我国高血压及糖尿病发病率逐年上升的主要因素。从日本高血压患病率近30年呈逐步下降的趋势与我国高血压逐年上升的趋势相比更进一步说明高血压的发病与人种、遗传的关系并不占重要地位。日本科学家研究发现，近30年来日本高血压发病率明显下降，与生活饮食条件改善有密切关系。二战后的日本以含高钠的咸鱼干为主菜转为以新鲜蔬菜、水果、低钠饮食为主，这是降低高血压发病率的主要原因。高血压与糖尿病所需非药物治疗方法是相似的。

（1）减肥：高血压与糖尿病有"一脉相传"之处，由于它们有一个共同的病理基础——胰岛素抵抗状态，包括：高血压、糖耐量异常、脂代谢异常（高甘油三酯血症）、向心性肥胖等。患者的周围组织对胰岛素不敏感，有时胰岛的 β 细胞分泌胰岛素过多来代偿其功能不足，最终刺激血管收缩，使肾脏的肾小管吸收钠和水增加，引起血压升高。同时在血脂异常的基础上引起动脉硬化血压更升高。总之，形象地讲，就像北极的冰川，胰岛素抵抗状态像一个基石，上面有一座座大大小小的冰山，包括高血压、糖脂代谢异常等，最后易发生高血压病合并2型糖尿病。而这一切的劣根来源于肥胖，必须早期发现自己超重，并及时地进行运动、节食以减重，防止高血压的加重。要记住：体重减轻5kg就会有降压作用，体重下降1kg，血压平均下降1mmHg。减肥有助于提高人体对胰岛素的敏感性，预防2型糖尿病的发生。

（2）正确处理应激状态：随着社会发展节奏加快，应激状态不但会引起高血压，还会引起糖尿病高发。当精神上痛苦或社会环境有害刺激时会引起血管收缩，血压上升；而且由于应激时交感神经——肾上腺髓质系统激活，引起糖代谢紊乱，增加肝糖原和肌糖原的利用，使血糖升高，同时引起血脂异常，周围组织对胰岛素的敏感性降低，导致胰岛素抵抗状态。当一个糖尿病患者出现愤怒、敌对的应激方式时，胰岛素的作用会减弱，血糖会不易控制。因此，无论是高血压病或糖尿病患者，都应调整好自己的心态，处理好人际、婚姻、家庭关系，减少对应激的不良反应，经常进行音乐放松疗法。

（3）运动：坚持每天至少快步走30分钟，或经常参加游泳、骑车等体育活动。要提倡循序渐进，逐步按自己运动心率及疲劳感等调节运动强度，但要坚持较长时间的恒定有氧运动，不要做举重、打网球等无氧活动。适当运动后血压、血糖都会下降，周围组织对胰岛素的敏感性也会增加，尤其对应激状态的患者是有利的。

（4）改变饮食结构：限钠盐，每天3~5g。不吃或少吃加工食品，如咸肉、火腿及咸菜、腐乳。增加水果和蔬菜的摄入，多吃富含纤维素和不饱和脂肪酸的食物，如橄榄油、山茶油、麻油等。建议常吃绿色蔬菜、胡萝卜、洋葱、西红柿、大白菜、山药、南瓜、竹笋、芹菜、蘑菇、木耳、香菇。常食富含优质蛋白的鱼类（如青鱼、扁鱼、黑鱼等河鱼）、鸡蛋白及脱（低）脂牛奶等。

（5）戒烟：吸烟者（25支/天）患糖尿病的风险比不吸烟者高1.5~2.5倍，因为吸烟可降低胰岛素的敏感性，升高血糖。吸烟又加重高血压及糖尿病患者大小血管的损伤，是脑卒中的独立危险因素。

（6）节制饮酒：长期大量饮酒不但加重高血压、糖尿病，还会增加中风的风险。

怎样用药物治疗高血压合并糖尿病？

当高血压病患者有胰岛素抵抗状态（向心性肥胖、高甘油三酯血症、糖耐量异常，或合并2型糖尿病）时，虽然在理论上服利尿剂和β阻滞剂有缺点，但已公布的一项降压、降脂预防心脏病事件（ALLHAT）试验并未发现2型糖尿病患者服用利尿剂、钙拮抗剂或血管紧张素转换酶抑制剂（ACEI）对心血管结局有所差别。2014年美国国家防治高血压联合委员会JNC-8报告，对糖尿病高血压的治疗，首先肯定了噻嗪类利尿剂，虽然大剂量时对血糖、血脂、血钾有不利的代谢影响，但小剂量应当不差于其他类药物，适用于联合降压用药。目前一般的推荐安全剂量，利尿剂吲达帕胺为1.25mg/d，双氢克尿噻为6.25mg/d。

临床实践及大量循证医学证明使用钙拮抗剂、转换酶抑制剂、血管紧张素Ⅱ（AⅡ）受体拮抗剂，新发糖尿病明显少于使用β受体阻滞剂（阿替洛尔）组，并且前者比后者有肾保护作用。但是小剂量使用β受体阻滞剂来对抗高血压糖尿病患者的交感激活状态是有益的，如服用高度选择性β阻滞剂比索洛尔1.25~2.5mg，一日1次，心率仍较快时，必要时配以非双氢吡啶类钙拮抗剂缓释地尔硫䓬90mg，每日2次，或用α及β受体阻滞剂替代β受体阻滞剂，这样既能减慢心率，又能扩张血管，如盐酸阿罗洛尔（阿尔马尔）5mg，一日2次。

多种临床研究报道，在临床试验随访中出现新发糖尿病，钙拮抗剂组低于噻嗪类利尿剂组，ACEⅠ组低于利尿剂组和β受体阻滞剂组。ALLHAT报道，氨氯地平和赖诺普利组的患者比噻嗪类利尿剂组患者有更低的新发糖尿病发生率。

美国器官移植协会（ASOT）研究发现，配以钙拮抗剂为基础的"新药"组合比以β受体阻滞剂为基础的"老药"组合，新发糖尿病发生率降低30%。因此，对患糖尿病或代谢综合征的患者，已不主张首选β受体阻滞剂。对高血压伴高甘油三酯、肥胖或糖耐量异常或糖尿病者应注意减少噻嗪类利尿剂和β受体阻滞剂的用量。

糖尿病高血压通常需要联合应用2种或2种以上的药物才能达到<140/90mmHg的目标血压。常首选ACEⅠ、血管紧张素Ⅱ受体拮抗剂和钙拮抗剂，这些药物均有利于减少糖尿患者心血管事件及中风的发生；对合并糖尿病肾病、有蛋白尿者应首选ACEⅠ或血管紧张素Ⅱ受体拮抗剂，甚至于联合用两者，虽然在降压上协同作用不明显，但在降尿蛋白症方面是有协同作用的。

由此可见，糖尿病患者除非有高尿酸血症（痛风），否则都应以少量噻嗪类利尿剂为基础用药并联合其他类降压药物，经常用3种或3种以上药物合用。

当患者有高尿酸血症时，六大类降压药中，α受体阻滞剂是联合用药的重要成员，α受体阻滞剂对糖、脂代谢无不利作用，对周围血管扩张作用等都是与β阻滞剂不同的，采用α、β阻滞剂从机制上可起到良好的协同作用。

虽然高血压合并糖尿病需降糖、降压同时进行，但是，著名的英国前瞻性糖尿病研究（UKPDS）发现，治疗糖尿病患者，改善预后，降压比降糖更重要。研究发现，在1148名2型糖尿病伴有高血压的患者中，严格控制血压组（平均血压为144/82mmHg）与非严格控制血压组（平均血压为154/87mmHg）相比，大血管和微血管并发症显著降低，降幅达34%，包括糖尿病视网膜病变、白蛋白尿、心肌梗死、中风等。而与严格控制与未严格控制血糖组相比，未见如此明显的结果。因此，治疗糖尿病，控制血压是关键。但是对高血压病早期合并胰岛素抵抗者，如存在向心性肥胖合并高甘油三酯血症及糖耐量异常时，除降压治疗外，及早给予改善周围组织胰岛素敏感性药物，如二甲双胍、阿卡波糖或同时配合使用能延缓 β 细胞功能衰退的胰岛素增敏剂，如罗格列酮，也能及早逆转糖耐量异常，防止 β 细胞功能衰退，从而早期预防糖尿病的发生。

第五节　糖尿病性血脂紊乱

——梁春教授与您谈

　　糖尿病是由胰岛素绝对、相对分泌不足或胰岛素抵抗造成的，而胰岛素不只对机体的糖代谢有影响，对脂代谢同样有影响。由于胰岛素不足，脂肪组织摄取葡萄糖及从血浆清除甘油三酯的能力下降，脂肪合成代谢减弱，脂蛋白脂酶活性低下，血游离脂肪酸和甘油三酯浓度增高。糖尿病患者大多有胰岛素抵抗，胰岛素抵抗造成高密度脂蛋白胆固醇降低，而小颗粒、致密的、含胆固醇较少的低密度脂蛋白胆固醇增加。著名心内科教授胡大一指出，以上这些脂代谢障碍均由糖尿病引起，就是我们常说的糖尿病性血脂紊乱。梁春教授就这一话题发表了极为精辟的论述。

糖尿病性血脂紊乱常见有哪几种类型？

　　（1）高甘油三酯血症：血清甘油三酯水平增高。
　　（2）高胆固醇血症：血清总胆固醇水平增高。
　　（3）混合型高脂血症：血清总胆固醇与甘油三酯水平均增高。
　　（4）低高密度脂蛋白血症：血清高密度脂蛋白胆固醇水平减低，常同时存在甘油三酯水平升高。

糖尿病性血脂紊乱易造成哪些危害？

　　小颗粒而致密的、重要的低密度脂蛋白胆固醇（俗称"坏胆固醇"）增加是发生冠心病的危险因素，可以使冠心病的发病风险增加3倍以上。
　　高密度脂蛋白胆固醇（俗称"好胆固醇"）是机体中具有保护性作用的胆固醇，它可以将肝外组织中的胆固醇运回肝脏代谢并排出体外，防止外周细胞内过多的胆固醇沉积造成动脉粥样硬化。糖尿病患者高密度脂蛋白胆固醇降低，其防止动脉粥样硬化的作用减小，心、脑血管事件危险性增加。

研究发现，个体空腹甘油三酯的浓度越高，其餐后脂血症的程度越严重。糖尿病患者的胰岛素抵抗造成脂负荷后机体甘油三酯高反应，其餐后脂血症的程度更加严重，这也可以增加其患冠心病的风险。

高甘油三酯血症可导致胰腺血管脂肪栓塞或胰腺脂肪变性。有学者发现，急性胰腺炎患者血中分解脂蛋白的脂蛋白脂酶显著降低，造成血脂升高。胰腺血管脂肪栓塞，胰腺缺血坏死；血液黏稠度增加，导致胰腺血液循环障碍，胰腺缺血缺氧；胰腺毛细管内高浓度甘油三酯被脂肪酶大量分解，产生大量游离脂肪酸，引起毛细血管栓塞或血管内膜损伤。因此应高度重视高甘油三酯血症，尤其是甘油三酯大于1.7mmol/L时，应积极治疗，防止胰腺的损害。在对脂代谢与冠心病发生率的研究中发现，与冠心病发生最为密切者为低密度脂蛋白胆固醇升高，依次递减为总胆固醇升高、高密度脂蛋白胆固醇降低、甘油三酯升高。当高甘油三酯血症与高低密度脂蛋白胆固醇或高密度脂蛋白胆固醇降低共存时可成为致冠心病的重要危险因素。

高胆固醇和冠心病有什么关系？

流行病学资料显示，血浆胆固醇（总胆固醇）水平升高是导致冠心病死亡率增高的最重要的单一危险因素，血清总胆固醇每升高10%（0.47mmol/L），死亡危险增加23%，只要总胆固醇大于3.51mmol/L（135mg/dl）就可看到这种影响。

当体内的胆固醇多于身体所需要的时候，它会积聚在血管壁上，引起血管逐渐硬化和变窄，但很长时期都不会有任何症状。经过长年累月，聚积在血管壁上的胆固醇形成粥样斑块，阻塞血管，使流到重要器官的血液慢慢地减少，当器官从血液中得不到足够氧气和养料的时候，就会很容易坏死。如果供给心脏的血管被血栓闭塞，就会引起心肌梗死。改变饮食习惯，降低饱和脂肪酸热卡比值能降低总胆固醇，同时也能使冠心病危险性显著降低。单就根据总胆固醇水平进行的前瞻性研究提示，人群血总胆固醇含量下降1%，则冠心病危险下降2%。如果根据影响血总胆固醇水平的多因素分析，则血总胆固醇下降1%，可使冠心病的危险降低3%~4%。由于降低总胆固醇能降低冠心病的发生率和死亡率，所以认为降总胆固醇治疗比其他危险因素的控制更能有效地阻止冠心病的发展，同时强调控制总胆固醇虽然不能完全预防冠心病，但可延缓冠心病的发生。

低密度脂蛋白胆固醇与动脉粥样硬化有何关系？

流行病学调查表明，心肌梗死的发病率与胆固醇水平，特别是低密度脂蛋白胆固醇水平成正比。当低密度脂蛋白胆固醇低于2.59mmol/L（100mg/dl）时，心肌梗死相对少发；若低密度脂蛋白胆固醇高于5.18mmol/L（200mg/dl）时，则心肌梗死易于发生。因此认为低密度脂蛋白胆固醇很可能直接参与了动脉粥样硬化的发生、发展过程。目前已经阐明，天然的低密度脂蛋白胆固醇并不在巨噬细胞中聚集，而是其必须先经过修饰（如氧化等）后才能被巨噬细胞大量吞噬，但巨噬细胞摄取修饰过的低密度脂蛋白胆固醇时"没有饱的感觉"，无限制地"吃下去"，结果造成巨噬细胞内大量的脂质聚集，形成泡沫细胞，同时伴有平滑肌细胞增殖和细胞外基质增加，逐渐在动脉内膜上形成黄色脂质条纹，进而演变成纤维斑块。

糖尿病性血脂紊乱的诊断要点和治疗目标是什么？

根据最新的美国国家胆固醇教育计划成人治疗组第三次报告，糖尿病患者如果低密度脂蛋白胆固醇超过2.59mmol/L，总胆固醇超过5.18mmol/L，高密度脂蛋白胆固醇低于1.04mmol/L（40mg/dl），甘油三酯超过1.70mmol/L（150mg/dl），说明存在脂质代谢障碍，需以非药物治疗手段结合药物治疗进行调脂。

目标水平：低密度脂蛋白胆固醇要小于2.59mmol/L，非高密度脂蛋白胆固醇（总胆固醇–高密度脂蛋白胆固醇）要小于3.37mmol/L，甘油三酯要小于1.70mmol/L。尽管糖尿病患者常存在有混合型血脂代谢异常，但只要低密度脂蛋白胆固醇高于2.59mmol/L，其降脂的首要目标就是降低密度脂蛋白胆固醇，首先应选择他汀类药物。如用他汀类后，低密度脂蛋白胆固醇达标，而甘油三酯仍明显高和高密度脂蛋白胆固醇低时，可联合使用贝特类（如非诺贝特）。

糖尿病患者发现血脂升高后应如何处理？

糖尿病患者发现血脂升高后，应在积极治疗糖尿病、将血糖控制在理想范围的同时，开始考虑使用调脂药物。饮食治疗、运动疗法、药物治疗是调脂的基础。

怎样通过饮食来保持适中的胆固醇水平？

因为只有源于动物的食品含有胆固醇，如牛油、蛋、乳酪及其他奶产品，所以在动物性食物中，应选择那些含脂肪酸较低而蛋白质较高的动物性食物，如鱼、禽、瘦肉等，减少陆生动物脂肪的摄入，使动物蛋白占每日摄入蛋白质总量的20%左右，每天摄取胆固醇也不能超过300mg。

餐桌上的红、黄、绿、白、黑是什么？

红、黄、绿、白、黑代表了合理的膳食结构。

红是每日可饮红葡萄酒50~100ml，有助于升高高密度脂蛋白胆固醇，并能活血化瘀，预防动脉粥样硬化。

黄是指黄色蔬菜，如胡萝卜、红薯、南瓜、西红柿等，它们含丰富胡萝卜素，对儿童及成人均有重要的提高免疫力、减少肿瘤发病机会的作用。

绿是指绿茶及绿色蔬菜。饮料以茶最好，茶以绿茶为佳。

白是指燕麦粉或燕麦片，每日50g，平均血胆固醇下降39mg/dl，甘油三酯下降79mg/dl，对糖尿病患者效果更显著。

黑是指黑木耳。研究表明，每日食用黑木耳5~15g能显著降低血黏度与胆固醇，有助于防止血栓形成。

运动对糖尿病性血脂紊乱有何影响？

运动和体力活动对控制血清脂质和脂蛋白含量具有积极作用，它可使胆固醇、甘油三酯、低密度脂蛋白和极低密度脂蛋白适度降低。所以说，运动和体力活动有利于防止动脉粥样硬化性心脑血管疾病的进展，其机制可能与运动和体力活动能增加热量的消耗，提高脂蛋白脂酶的活力，加速血液中脂质和脂蛋白的分解和消除，防止体内脂质成分堆积有关。同时，运动在促进机体代谢、增加侧支循环、改善心脏功能等方面均有良好作用，但有些患者（如心绞痛和陈旧性心肌梗死患者）的运动强度及运动时间应在医生的指导下进行。

如何制定健身运动方案？

（1）运动强度：运动应达到个体最大心率的79%~85%，大约为"170-年龄"，如70岁的老人，运动中的心率大约为100次/分（170-70=100）。运动以有节奏的持续性及重复性活动（即有氧代谢运动）为宜，如步行、慢跑、游泳、跳绳、骑自行车等。

（2）运动持续时间：达上述心率要求后可维持20~30分钟。运动开始前5~10分钟的预备动作，使脉率缓慢升至适应范围。运动后也应有5~10分钟的减速期，使血液逐渐从四肢返回心脏。每周至少运动5天。

（3）冠心病患者锻炼方案应在医生指导下进行。

戒烟对改善糖尿病性血脂紊乱有何影响？

吸烟者血清甘油三酯水平通常比不吸烟者高10%~15%。香烟中的尼古丁和一氧化碳通过刺激交感神经释放儿茶酚胺，使血浆游离脂肪酸增加，进而使血脂升高，并使保护因素高密度脂蛋白胆固醇的水平降低。所以为了健康应该及早戒烟，吸烟作为冠心病的主要危险因素是可逆的。大量研究证明，停止吸烟，冠心病危险程度迅速下降。戒烟1年危险度可降低50%，甚至与不吸烟者相似，且血清高密度脂蛋白胆固醇可恢复至不吸烟水平。只要现在行动，永远不晚。另外如果为被动吸烟者，也要劝家人戒烟，因为被动吸烟血甘油三酯亦升高，高密度脂蛋白胆固醇下降。

常见的调脂药物有哪些，他们的特点是什么？

为了使读者一目了然，特将国内常用的调脂药物、推荐剂量和特点汇表如表4和表5。

表4　国内常用调脂药物推荐剂量

种类	药物	常用推荐剂量
HMG-CoA还原酶抑制剂	辛伐他汀	20~40mg制剂（他汀类）
	阿托伐他汀	10~80mg
	氟伐他汀	20~80mg
	洛伐他汀	20~40mg
	普伐他汀	20~40mg
烟酸类	烟酸缓/控释剂	1~2g
贝特类	氯贝丁酯	1g，一日2次
	非诺贝特	200mg
	吉非罗齐	0.6g，一日2次

表5　国内常用调脂药物特点

种类	调脂效果	不良反应	禁忌证
他汀类	低密度脂蛋白↓18%~55%，高密度脂蛋白↑5%~15%，甘油三酯↓7%~30%	肌病，肝酶升高	活动性或慢性肝病
烟酸类	低密度脂蛋白↓5%~25%，高密度脂蛋白↑5%~15%，甘油三酯↓20%~40%	高血糖，高尿酸（痛风），上消化道不适，肝毒性	慢性肝病
贝特类	低密度脂蛋白↓5%~20%，高密度脂蛋白↑10%~20%	消化不良，胆石症	严重肝、肾疾病

　　这些调脂药物总的安全性是好的，例如他汀类引起肝酶增高1%~2%，而严重的横纹肌溶解症极为罕见。并且不良反应大多出现在开始用药的6~8周，如果此阶段无不良反应，无特殊情况下之后很少出现不良反应。

贝特类降脂药有何功用？

　　贝特类降脂药能增强脂蛋白脂酶的活性，加速极低密度脂蛋白分解代谢，并能抑制肝脏中极低密度脂蛋白的合成、分泌。这类药物可降低甘油三酯22%~43%，而降总胆固醇6%~15%，并有不同程度升高高密度脂蛋白的作用，其适应证为高甘油三酯血症或以甘油三酯升高为主的混合型血脂紊乱，可以作为他汀类药物的联合用药选择。氯贝特的商品名有安妥明、冠心平等，非诺贝特的商品名为力平之，吉非贝特有康立脂等，苯扎贝特有必降脂等。

鱼油可以降脂吗？

鱼油制剂有轻度降低甘油三酯和稍升高高密度脂蛋白的作用，对低密度脂蛋白无影响。

他汀类药物的作用是什么？

这类药物是细胞内胆固醇合成限速酶HMG-CoA还原酶的抑制剂，是目前临床上应用最广泛的降脂药，主要作用是降低低密度脂蛋白胆固醇。

临床上常用的药物：辛伐他汀、阿托伐他汀、普伐他汀、洛伐他汀和氟伐他汀。

高胆固醇血症患者如何选用调脂药？

首选他汀类药物，其降低总胆固醇能力为20%~30%，降低密度脂蛋白胆固醇能力为25%~50%，还轻度增高高密度脂蛋白胆固醇及轻度降低甘油三酯。

贝特类可轻至中度降低总胆固醇或低密度脂蛋白胆固醇，降低甘油三酯的作用强于他汀类，并可升高高密度脂蛋白胆固醇。

烟酸类降低总胆固醇、低密度脂蛋白胆固醇和甘油三酯，升高高密度脂蛋白胆固醇。对总胆固醇或低密度脂蛋白胆固醇未达标者，应首选他汀类药物治疗。

高甘油三酯血症患者如何选用调脂药？

甘油三酯在1.70~2.25mmol/L者与2.26~5.64mmol/L者，首先要使低密度

脂蛋白胆固醇下降达标。同时，前者要重点减肥和增加体力活动、减少饮酒等；后者可增加降低密度脂蛋白胆固醇药物或者加用贝特类或烟酸。

甘油三酯 ≥ 5.65mmol/L，首先选用贝特类或烟酸类降低甘油三酯来预防急性胰腺炎。注意避免使甘油三酯升高的因素：肥胖、缺乏体力活动、吸烟、过量饮酒、高碳水化合物（>66%总热量）饮食、大剂量 β 阻滞剂。

对低高密度脂蛋白胆固醇者如何处理？

对低高密度脂蛋白胆固醇者，首先降低低密度脂蛋白胆固醇至达标，注意减肥、增加体力活动。若低高密度脂蛋白（<1.04mmol/L）与高甘油三酯（2.26~5.64mmol/L）并存时，应使非高密度脂蛋白达标，可考虑联合贝特类药物治疗。

混合型血脂紊乱患者如何选用调脂药？

如以总胆固醇与低密度脂蛋白胆固醇增高为主，可用他汀类。

如以甘油三酯增高为主则用贝特类或烟酸类药物。如总胆固醇、低密度脂蛋白胆固醇与甘油三酯均显著增高，单一使用合理剂量他汀类药物疗效仍不满意，应考虑联合用药。联合治疗选择贝特类、烟酸与他汀类合用。

为什么说"糖尿病就是心血管疾病"？

糖尿病不仅仅是糖代谢的紊乱，还包括脂代谢异常，并常同时存在其他心血管危险因素，是未来发生冠心病心肌梗死的极高危人群。

导致糖尿病患者致残或致命后果的最常见（60%~80%）原因是大血管的动脉粥样硬化和血栓形成，例如心肌梗死和脑卒中。这些大血管病症早于糖尿病的小血管并发症（眼与肾脏损害）。实际上，半数以上患者在确诊糖尿病时，已启动了大血管的疾病进程。许多糖尿病患者的心绞痛症状不典型，甚至常见无痛性心肌缺血或心肌梗死。

无心肌梗死的糖尿病患者未来10年初发心肌梗死的危险和已患有心肌梗死、无糖尿病者未来10年再发心肌梗死的风险等同，高达20%，因此，糖尿病确为冠心病（心肌梗死）的"等危症"。同时患有糖尿病和心肌梗死的患者未来10年再发心肌梗死的风险超过40%。

糖尿病患者不仅要关注自己的血糖，也要关注自己的血脂与血压。其降胆固醇的目标与患有冠心病的患者基本相同，血压应降至130/80mmHg以下。务必戒烟，认真保持理想的体重。对糖尿病患者的危险因素控制应更为积极，降血压和降血脂时，要在改变生活方式（饮食与运动）的同时根据需要使用降压和调脂药物。

我们已获得了大量令人信服的循证医学证据，只要糖尿病患者采取积极和认真的态度对待自己的危险因素，其心血管疾病可防可控，应把科学的健康金钥匙掌握在自己手中。

第六节　糖尿病足

——许樟荣教授与您谈

糖尿病足是糖尿病下肢神经病变、血管病变的结果。糖尿病患者因糖尿病足而造成截肢者，要比非糖尿病者高5~10倍，糖尿病足是引起糖尿病患者肢体残废的主要原因，严重地威胁着糖尿病患者的健康。糖尿病足早期有哪些蛛丝马迹？它的症状如何？能不能防治？当代糖尿病足问题研究专家许樟荣教授将为您一一解答。

什么是糖尿病足？

糖尿病足是指发生在糖尿病患者的由于缺血和/或神经病变所导致的足的畸形、溃疡或坏疽，严重者可被截肢。糖尿病患者足坏疽一般是由溃疡引起的，这些患者往往有神经病变和血管病变，一旦发生足溃疡，容易并发感染，且不容易被治愈。

糖尿病足分几级？

糖尿病足溃疡和坏疽的原因是多方面的，主要是神经病变、血管病变和感染。根据病因，可将糖尿病足溃疡和坏疽分为神经性、缺血性和混合性。根据病情的严重程度，可进行分级。经典的分级方法为Wagner分级法。

糖尿病足的经典分级法是什么？

经典的Wagner分级法将糖尿病足分为6级，即0~5级。

0级：目前没有溃疡，但有发生足溃疡的危险因素，如周围神经和自主神经病变、周围血管病变、以往有足溃疡史、足畸形（如鹰爪足、Charcot足）、胼胝、失明或视力严重减退、合并肾脏病变特别是肾功能衰竭以及独立生活的老年人、糖尿病知识缺乏者和不能进行有效的足保护者。对于这些目前无足溃疡的患者，应定期随访，加强足保护的教育，必要时请足病医生给予具体指导，以防止足溃疡的发生。

1级：表面溃疡，临床上没有感染，这类患者的溃疡如处理得当，均能痊愈。

2级：较深的溃疡，常合并软组织炎，这类患者如果处理得当，一般也能避免截肢。

3级：感染影响到骨组织。

4级：局限性坏疽，一般为足趾的坏疽，这些患肢经过截趾后，足的功能一般能保留。

5级：全足坏疽，这些患者的截肢水平相对要高。

国际上有哪些通用的分级方法？

近年来，为了更好地评估糖尿病足的分型与判断预后，一些新的诊断和分类标准被提出。较为通用的为美国Texas大学糖尿病足分类方法（表6）。

该分类方法评估了溃疡深度、感染和缺血的程度，考虑了病因与程度两方面的因素。截肢率随溃疡的深度和分期的严重程度而增加，如非感染的非缺血的溃疡，随访期间无一截肢。溃疡深及骨组织，截肢率高出11倍。感染缺血并存，截肢率增加近90倍。

表6　Texas大学糖尿病足分类分级方法

分级		分期	
1	溃疡史	A	无感染、缺血
2	表浅溃疡	B	感染
3	深及肌腱	C	缺血
4	深及骨、关节	D	感染并缺血

怎样根据糖尿病足病变性质进行分型？

正确的分类与分级有助于选择合适的治疗方法和判断糖尿病足的预后。糖尿病足溃疡还可按照病变性质分为神经性溃疡、缺血性溃疡和混合性溃疡。

神经性溃疡：神经病变在病因上起主要作用，血液循环良好。这种足通常是温暖的，麻木的，干燥的，痛觉减退或消失，足部动脉搏动良好。合并有神经病变的足可有两种后果：神经性溃疡（主要发生于足底）和神经性关节病（Charcot关节）。

缺血性溃疡：单纯的缺血所致的足溃病，无神经病变，很少见。

混合性溃疡：又称神经－缺血性溃疡，这些患者同时有周围神经病变和周围血管病变，足背动脉搏动消失。这类患者的足是凉的，可伴有休息时疼痛，足边缘部有溃疡或坏疽。

国内糖尿病足溃疡主要是神经－缺血性，单纯的神经性溃疡和单纯的缺血性溃疡均很少见。

最常见的足溃疡的部位是前足底，常为反复遭到机械压力所致，由于周围神经病变引起的保护性感觉缺失，患者不能感觉到这种异常的压力变化，不能采取相应的预防措施，发生溃疡后并发感染，溃疡难以愈合，最后发生坏疽。因此，足溃疡和坏疽往往是神经病变、压力改变、血液循环障碍、并发感染等多种因素共同作用的结果。

发生糖尿病足的主要原因是什么？

发生糖尿病足的主要原因来自三方面，即周围神经病变、血管病变和感染。神经病变使患者足的感觉减退或消失，足的肌肉萎缩，这一方面导致足发生畸形而容易受到损伤，另一方面感觉减退又使足不会对一些不合适的因素进行调整，如袜子过紧和鞋子过小、洗脚水过烫等。缺血则使已经有溃疡的足难以恢复，因为溃疡的愈合需要足够的氧和营养物质。所以，循环不良使有病变的足"雪上加霜"。糖尿病患者，尤其是病情控制不好者，体质差，抵抗力弱，容易被感染。据我们调查，80%以上的糖尿病足患者至少合并一种糖尿病慢性并发症。这些患者一旦发生足的感染，则往往难以被控制或纠正，抗生素用药时间长，花费大而疗效差。所以，糖尿病患者有时仅仅是足的皮肤起个水疱，就可能并发局部感染，严重者则需要截肢（趾）。

糖尿病足坏疽包括几类，如何治疗？

我国习惯上将糖尿病足坏疽分为湿性坏疽和干性坏疽，国外不如此分类。湿性坏疽指的是合并感染的渗出较多的坏疽，这些患者足部供血尚可；干性坏疽是缺血性坏疽，由于动脉供血差，而静脉回流尚可，因此坏疽呈干性。处理上前者相对容易些，以抗感染为主；后者必须在改善血液供应的基础上采取局部措施。当然，整体的治疗仍然是必要的，如控制高血糖、降压、调脂、戒烟等。

糖尿病患者足部应如何护理，穿鞋穿袜有何要求？

糖尿病足的预防和护理特别重要。具体的护理措施如下。

（1）在任何时候都不要赤足行走，以免足部皮肤受损。

（2）洗脚时，先用手试试水温，以避免水温高而引起足的烫伤。洗脚后应该用毛巾将趾间擦干。糖尿病神经病变在足表现得更严重，许多患者足的感觉减退，而手的感觉则是正常的。

（3）穿干净舒适的棉袜，袜子太紧会影响足部血液循环。

（4）鞋子宜宽大一些，透气要好一些。穿前应检查鞋子里不可有异物。鞋跟不可过高。

（5）剪足趾甲时，应该平剪，不可为了剪趾甲而损伤甲沟皮肤，甚至引起甲沟炎。

（6）足部皮肤干燥时，可以用油脂护肤品。

（7）足底如有胼胝（过度角化组织，又叫鸡眼），不要自己处理，应请专业人员修剪。如果自己检查足有困难，可以借用镜子来看足底有否胼胝、皮肤破溃等。

（8）就医时，提醒医生检查一下您的脚。

（9）戒烟。吸烟可以引起血管收缩。吸烟严重者容易有周围血管病变。

（10）尽可能将血糖和血压控制好。

糖尿病足的易患因素有哪些？

冰冻三尺，非一日之寒。糖尿病足的发生绝非一朝一夕之事。因此凡是有糖尿病足危险因素的患者，更需要找糖尿病专科和/或足专科专家会诊，以得到及时的指导。

糖尿病足易患因素如下。

（1）糖尿病病程超过10年。

（2）长期血糖控制差。

（3）穿不合适的鞋，足的卫生保健差。

（4）有足溃疡的既往史。

（5）有神经病的症状（足麻木，感觉、触觉或痛觉减退或消失）和/或缺血性血管病变（运动引起小腿肌肉疼痛或足发凉）。

（6）有神经病的体征（足发热，皮肤不出汗，肌肉萎缩，鹰爪样趾，压力点的皮肤增厚，脉搏很好，血液充盈良好）和/或周围血管病变的体征（足发凉，皮肤发亮变薄，脉搏消失和皮下组织萎缩）。

（7）有糖尿病的其他慢性并发症（严重肾功能衰竭或肾移植，明显的视网膜病变）。

（8）神经和/或血管病变并不严重而存在严重的足畸形。

（9）有其他的危险因素（视力下降，影响了足功能的骨科问题如膝、髋或脊柱关节炎，鞋袜不合适）。

（10）有易患糖尿病足的个人因素（社会经济条件差、老年或独自生活、拒绝治疗和护理、吸烟、酗酒等）。

（11）糖尿病诊断延误等。

国外的经验证明，有效的预防措施可以使一半的患者不发生足溃疡或截肢。这种预防的关键是尽早识别出有糖尿病足高度危险因素的患者，预防糖尿病足溃疡，合理地治疗足溃疡并防止溃疡复发。对有足溃疡危险因素的患者加强糖尿病教育和定期筛查是保证这些预防措施行之有效的前提。

如何治疗糖尿病足？

首先要强调的是，糖尿病足的原因来自多方面，其处理也涉及多个学科。糖尿病足的处理是个系统工程。首先必须控制好高血糖、高血压，尽可能使血脂正常，要求吸烟的患者必须戒烟。有下肢浮肿的患者应该消肿，浮肿的基础上有足溃疡往往难以愈合。严重高血糖的患者一般需要用胰岛素治疗。

其次是鉴别患者糖尿病足溃疡的病因，如神经性溃疡还是神经—缺血性溃疡。前者一般发生在压力增高的区域，如在胼胝的中间，血液供应往往正常，皮温往往正常甚至升高，神经感觉方面的检查是有问题的。处理的关键是减轻溃疡局部的压力，或者是尽可能地纠正压力异常。由于局部供血正常，溃疡的处理上可以积极一些。后者一般发生在足的外侧或周边部分，皮肤颜色呈现出缺血的改变如青灰色，足背动脉或胫后动脉搏动消失或明显减弱，但局部的感觉检查是正常的。这类患者的治疗必须解决局部供血的问题。溃疡的问题既需要清创，又不能过头，需要很谨慎地处理，最好由受过专业训练的人士处理。在国外由专门的足病师处理，在国内一般由外科医生处理，因为我们国内目前还没有专门的培训足病师的机构。

我们（解放军306医院）糖尿病中心专门送医生和护士到澳大利亚接受足病师训练，回来后发挥了很好的作用。专业人员来处理糖尿病足，这一点至关重要。足溃疡合并感染的，必须用两种以上的抗生素，兼顾到革兰阴性和阳性细菌，还要考虑厌氧细菌的感染。严重的溃疡，尤其是并发骨髓炎的或已经有坏疽的，需要及时截肢（趾）。

所以，糖尿病足的处理涉及糖尿病专科、骨科、血管外科、普通外科、感染科等多个专科。糖尿病足带来的危害性极大，家里有一个糖尿病足患者，不仅患者痛苦，而且家人也要牵涉非常大的精力。糖尿病足的耗费巨大，美国每年糖尿病的医疗费用约为1.000个亿美元，其中三分之一是花在了糖尿病足的处置上。所幸，糖尿病足是完全可以预防的。只要严格地控制好糖尿病及其相关的血压、血脂等问题，进行有效的足部护理保健和定期的检查，就可以预防糖尿病足的发生和发展，避免截肢。

第七节　糖尿病眼部并发症

——汤玮教授与您谈

糖尿病性视网膜病变是糖尿病最常见的微血管并发症之一。国内资料表明，有25%~50%的糖尿病患者有糖尿病性视网膜病变。约5%有增殖性糖尿病视网膜病变。而在失明的糖尿病患者中，85%左右由增殖性视网膜病变引起。

糖尿病性视网膜病变是怎样发生、发展的？预后如何？能不能预防？许多患者露出迷惘的眼神。内分泌专家汤玮教授给大家解答。

糖尿病患者为什么要定期去做眼底检查？

早期的糖尿病慢性并发症往往没有感觉，视网膜并发症也是如此，但是等到视力受到损害才去看医生，治疗花费大，而且效果差。因此，一旦糖尿病诊断明确，就需要立即检查眼底，明确是否存在视网膜病变。1型糖尿病患者在诊断5年内做眼底检查。根据检查结果，需要定期检查以及时发现疾病进展，采取有效的治疗措施。病变程度与检查频率见表7。

表7　糖尿病视网膜病变程度与检查频率

病变程度	检查频率
无糖尿病视网膜病变	每1~2年检查
轻度非增殖性病变	每年1次
中度非增殖性病变	每3~6个月检查
重度非增殖性病变	每3个月检查

如何应对糖尿病对视力的威胁？

首先，我们要认识它，重视它，因为糖尿病是一种可防可治之病。对于已患糖尿病者，正确的综合治疗使患者的血压、血糖和血脂维持在基本正常的范围，就能最大限度地降低糖尿病的威胁。如果已经得了糖尿病眼部并发症，那就更需要早日看眼科，接受进一步检查，以便早做治疗。

糖尿病眼部并发症都有哪些表现？

糖尿病眼部并发症包括眼前部病变和眼后部病变两类。眼前部常见的糖尿病眼部并发症有以下几种：糖尿病患者的角膜感觉迟钝，上皮易于剥落，因此，糖尿病患者不要戴隐形眼镜，即角膜接触镜；虹膜新生血管，糖尿病人群中患青光眼的人比例增多；晶体混浊，有两类，即糖尿病性白内障和老年性白内障增加；眼肌麻痹，出现复视等，这些都会增加眼部不适，并可使视力减退。

在眼后部，糖尿病视网膜病变更使患者视力直接受损害，视力减退，甚至还会完全失明。在北京协和医院资料中，糖尿病视网膜病变总发生率为51%，其中增殖性糖尿病视网膜病变发生率为6.2%，其主要是受糖尿病控制程度与病程的影响。因此，我们提请糖尿病患者关注自己的眼睛，定期接受眼科检查。未得眼部并发症的糖尿病患者要注意预防，已患眼部并发症的患者要争取早发现、早诊断、早治疗。

糖尿病眼部并发症如能早诊断、早治疗，疗效会更好吗？

是的。以最常见而重要的眼底病变——糖尿病视网膜病变为例。临床上，糖尿病视网膜病变一般分为非增殖性（或背景性）和增殖性两大类型，其中严重的非增殖性还称为增殖前糖尿病视网膜病变。

非增殖性糖尿病视网膜病变是糖尿病视网膜病变最常见的类型，眼底可出现微血管瘤、小出血斑，这两种病变在看眼底时表现为红色的小斑点。硬性渗出表现为像蜡烛滴下的小黄色斑点，棉絮斑表现为边界不清的如小棉花团样的斑块。眼底荧光血管造影还可显示毛细血管无灌注的弱荧光区。糖尿病视网膜病变患者最常见的自我感觉是闪光感及视力减退。当早期病变尚未侵犯黄斑时，患者往往并无感觉。因此，必须定期检查眼底，以便早期发现，早日治疗。特别需要注意的是黄斑病变。黄斑是眼底视力最敏锐的部位，当人们要看清物件时，必须将黄斑对准所要看清的目标，一旦黄斑有病变，如黄斑水肿、脂性渗出或缺血侵犯黄斑中心凹，就会发生视物变形，视物发暗，视物不清，眼前正中有一看不到的区域，即中心暗点，中心视力下降，并有闪光点。早期发现后可以提高警惕，加强全身治疗，对糖尿病控制得好，黄斑变性可以好转，还可及时做眼底局部激光治疗。如果不看眼科医生，不能及时发现黄斑水肿，长期黄斑水肿会发展为不可好转的黄斑囊性变性，视力无法挽回。

较严重进展的背景性糖尿病性视网膜病变中，视网膜出血、棉絮斑增多及静脉串珠状扩张称增殖前糖尿病视网膜病变。此期需要紧密随诊，并应做眼底荧光血管造影，以便早日做广泛播散性光凝治疗（俗称全视网膜光凝），否则病情会很快发展至增殖性糖尿病性视网膜病变。

增殖性糖尿病视网膜病变是糖尿病视网膜病变最严重的程度，此期视网膜缺血缺氧程度加重，眼底出现刺激新生血管生长的因子，在视网膜和视神经乳头上生长出新生血管。这些新生血管管壁很薄，容易渗漏及出血，加重视网膜水肿，出血可到玻璃体内造成玻璃体混浊。以后纤维组织增生，形成条带，其收缩牵拉可引起视网膜脱离。此期患者视力严重减退，患者常因眼底出血和（或）并发的视网膜脱离急于去看眼科医生，但已错过单纯激光治疗的最佳时期，必须联合手术治疗，增加痛苦和花费，效果远不及在前期进行治疗为好。

如何防治糖尿病视网膜病变？

（1）在没有出现糖尿病眼部并发症前，一定要控制好血糖，同时治疗高血脂、高血压。这样可以长期不得眼部并发症。北京协和医院有两位职工，年轻时发现患1型糖尿病，注射胰岛素治疗，45年来，一直坚持定期去眼科复查，至今仍无眼部并发症。

（2）如果已有眼部并发症，要听从医生建议，按时用药并做必要的检查，如眼底荧光血管造影等。

（3）如需要激光治疗，一定要听从医生指导。非增殖性糖尿病视网膜病变可做局部激光治疗黄斑病变。一旦已经是增殖性视网膜病变，则需做全视网膜光凝，防止眼底出血和新生血管性青光眼等严重并发症。

（4）只要患有糖尿病就要定期看眼科医生，尚未得眼部并发症者要去，已得者必须去，做了治疗者也要定期复查。有时激光治疗后还需补充治疗。

（5）当眼底出血不吸收，需要做玻璃体手术时，就下决心听从医生安排。眼睛是心灵的门窗，糖尿病患者一定要关爱自己的眼睛。

2002 年世界糖尿病日的主题是："糖尿病与眼病：不可忽视的危险因素"。如果糖尿病患者能注意防治，一定能远离眼部并发症。

第八节　糖尿病性勃起功能障碍

——张元芳教授与您谈

勃起功能障碍（ED）与糖尿病之间的关系，很早就已引起人们的注意。Naunyn 于 1906 年首先提出勃起功能障碍是糖尿病最常见的并发症之一。糖尿病患者勃起功能障碍的患病率是非糖尿病患者的 3~5 倍。糖尿病患者能否走出勃起功能障碍的困境，重振昔日雄风？我们请来了著名男科学专家、上海医学会泌尿外科学会主任委员张元芳教授，请他谈谈糖尿病性勃起功能障碍。

什么是勃起功能障碍，糖尿病患者的发病情况如何？

勃起功能障碍（ED）是指阴茎不能勃起，或者虽然能勃起，但是不能达到维持充分的勃起以获得满意的性生活。将近 90% 的糖尿病患者有不同程度的性功能障碍。糖尿病性勃起功能障碍可发生在任何年龄，随着年龄的增加患病率也不断增加。糖尿病性勃起功能障碍的患病率与年龄的关系见表8。

表8　糖尿病性勃起功能障碍的患病率与年龄的关系

年龄（岁）	患病率（%）
20~29	25~30
30~49	31~49
50~59	50~60
60~79	>75
80岁以上	>80

什么是性欲，与勃起功能障碍有没有关系？

性欲是指在一定刺激下产生性兴奋和进行性交的欲望，这也是人类与生俱来的本性。

性欲的产生是正常性生活的第一步，性欲受中枢神经系统、内分泌系统、情绪精神状况等多方面的影响，不同患者之间的性欲个体差异可以很大，甚至同一个体在不同环境下，性欲的波动和变化也会很大。有勃起功能障碍的患者，包括糖尿病性勃起功能障碍，并不一定没有性欲，往往是在有性欲的情况下，阴茎不能勃起或勃起不能达到获得满意性生活的程度。

糖尿病患者为何易发生勃起功能障碍？

糖尿病产生的代谢紊乱，损害周围神经、自主神经，加速小血管的粥样硬化而易导致勃起功能障碍。大多数患者的勃起障碍与神经病理改变有关。在高血糖的影响下，神经纤维发生障碍，感受的"信息"和行动的"指令"不能上通下达。当病变影响到有关的性神经，勃起功能障碍就不可避免地发生了。也有些患者是因为糖尿病累及阴茎海绵体的小血管，使阴茎像一个无法充气的皮球，从而导致勃起障碍。这类勃起功能障碍属于器质性勃起功能障碍，约占糖尿病性勃起功能障碍的80%。

当然，糖尿病患者的勃起功能障碍并非一定是由糖尿病引起的，尤其是患者用手淫等方式能完全勃起时，则提示勃起功能障碍是精神性因素引起的。这类勃起功能障碍属于心理性勃起功能障碍，约占糖尿病性勃起功能障碍的20%。

怎样治疗糖尿病性勃起功能障碍？

糖尿病性勃起功能障碍的治疗首要的当然是糖尿病本身的治疗，通过药物、饮食、运动治疗把血糖调节至正常水平，这是治疗糖尿病性勃起功能障碍的前提和基础。因为高血糖本身也可直接作用于阴茎海绵体平滑肌，导致舒张反应受损。

在严格控制血糖的基础上，目前普遍公认的口服药物治疗、VCD等影像刺激、心理治疗基本上都是无创性的治疗，被作为一线治疗；海绵体内血管活性剂注射治疗（ICI）、尿道内给药为微创性治疗，被定为二线治疗；血管手术及假体手术治疗是一种创伤性治疗，为三线治疗。三线治疗往往在一、二线治疗均无效时才考虑采用。

糖尿病性勃起功能障碍如何进行药物治疗？

许多药物可影响性功能，且一种药物剂量不同对性功能影响不同，不同人之间或同一人不同时间对药物的反应不相同。故应在有经验的医生指导下选用。滥用可致性功能紊乱，有害无益。

（1）西地那非（万艾可）：西地那非的问世，使药物治疗勃起功能障碍取得了突破性的进展，该药对各种勃起功能障碍均有效。在美国曾经对268例糖尿病性勃起功能障碍患者做过为期12周的多中心双盲安慰剂对照试验，发现西地那非能够改善51%~56%糖尿病患者的勃起功能障碍，而对照组有效率仅为10%~12%。英国和欧洲的研究还发现血糖控制较差的患者，使用万艾可后仍有改善作用，当然其效果要低于非糖尿病患者。这些都表明，西地那非治疗糖尿病性勃起功能障碍是安全有效的。但是在使用时必须严格掌握西地那非不能与硝酸酯类药物合用，因为会造成明显的血压下降。由于糖尿病常同时伴有高血压和冠心病，因此权衡与性活动相关的心血管风险十分重要。

一般认为，服用50~100mg即可，宜在性交前1小时服用，有效时间为1~3小时。服用西地那非的有效性前提是必须有性刺激。

对于西地那非治疗无效的糖尿病性勃起功能障碍患者，还可到有泌尿外科和男科的医院，请泌尿、男科医师会诊，采取其他的治疗方法如海绵体内注射血管活性药、尿道内给药、阴茎负压吸引或阴茎假体植入等。

（2）育享宾：为α2－肾上腺素能受体阻滞剂。其作用于中枢神经系统，提高性兴奋反应；增加阴茎海绵体内血流，促进勃起。适用于血管性和精神性阳痿。常用剂量为5.4毫克，每日3~4次，连服10周为1个疗程。不良反应有头痛、眩晕、心悸，少数可出现过敏反应等。肾功能不全者慎用。

（3）酚妥拉明（立其丁）：阻滞α-肾上腺素能受体。用法：酚妥拉明1~3mg，与罂粟碱30~40mg混合后于一侧阴茎根部注入阴茎海绵体。不良反应有头痛、淤血、血尿、海绵体纤维化、异常勃起、感染、肝功能损害、低血压。切不可滥用。

（4）硝酸士的宁：对精神性勃起功能障碍有效，而且见效快，患者见到自己勃起成功，从而增强了自信心，对以后性功能十分有利，但士的宁有一定不良反应，疗程不宜超过1周。用法：1~3mg，口服，每日3次或每次1mg，晚间皮下注射，或1~3mg做骶神经封闭，每日1次。

（5）硝酸甘油：每次临睡前舌下含服0.5~1片。不良反应有头胀、头痛、心悸等，多可耐受。

（6）性激素药物：多用于原发性性腺功能低下所致的勃起功能障碍，尤其是伴有雄性激素缺乏者。但对精神性勃起功能障碍患者可起安慰剂作用，有一定疗效。丙酸睾丸酮50mg，肌内注射，每日1次。长期中等或大剂量应用可引起睾丸萎缩、精子量减少。

（7）前列腺素：亦可用于阴茎海绵体内注射。

糖尿病性勃起功能障碍可用手术方法治疗吗？

勃起功能障碍的手术治疗有阴茎假体植入和动静脉外科手术两种。但是随着药物和其他无创、微创疗法对勃起功能障碍治疗取得了较好的效果，外科手术治疗已经较少应用。

第九节　糖尿病性胃轻瘫

——陆广华教授与您谈

糖尿病患者一般胃口很好，素有"三多一少"之称。但有些血糖控制不好的患者，出现食后饱胀、早饱、恶心、胃口越来越差，这些患者常以为得了胃肠道疾病或肝胆系统疾病，著名内分泌学教授陆广华提请患者注意，谨防糖尿病性胃轻瘫。

什么是糖尿病性胃轻瘫，有哪些临床表现？

糖尿病性胃轻瘫的定义：无机械性梗阻存在，禁食一夜后胃内仍有食物残留，胃运动功能检查显示胃动力减退和排空延迟。原发性胃轻瘫者病因不明，继发性者大多与糖尿病及胃部手术有关。

胃运动功能障碍是糖尿病最常见的并发症之一，据文献报道，50%~76%的糖尿病患者并发胃动力障碍，严重者发生胃轻瘫。主要临床表现可有上腹部饱胀或不适、早饱、恶心、嗳气、呕吐、胸骨后疼痛、食欲减退、便秘和体重减轻等，症状严重者发生胃扩张、酮症酸中毒和胃石形成。胃部症状一般在餐后加重，也可间歇发作或症状不明显。

糖尿病性胃轻瘫是怎样发生的？

糖尿病性胃轻瘫的发生主要有以下几个方面。

（1）自主神经和胃肠神经系统病变：大量临床和实验研究证实，本病与自主神经的迷走神经和胃肠神经系统的肌间神经丛损害有关。由于这些神经病变，导致胃运动功能障碍和排空延迟。

（2）胃消化间期移行性复合运动（MMC）周期紊乱或消失：正常胃消化间期MMC静止和运动的周期变化可分为四个时相：第Ⅰ相为胃运动静止期，胃无收缩，持续45分钟；第Ⅱ相为不规则间歇收缩期，持续40分钟；第Ⅲ相为强力收缩期，持续10分钟；第Ⅳ相为收缩消退期，持续5分钟。胃消化间期MMC的主要作用是促进近端胃、远端胃和近端小肠收缩的协调运动。糖尿病患者由于胃动力减退，张力降低，胃消化间期MMC第Ⅲ相周期紊乱或消失，近端胃和远端胃的不协调运动，幽门活动异常和阻力增高导致胃活动减退和排空延迟。

（3）血糖变化：临床和实验研究证明，糖尿病患者长期血糖控制不良，可并发胃轻瘫。高血糖可抑制胃运动和胃排空。我们对107例2型糖尿病患者进行双核素标记胃排空检查，发现血糖变化与胃排空呈负相关，即血糖越高，胃排空越慢。

（4）内分泌激素的变化：糖尿病是全身代谢性疾病，会引起许多激素分泌的变化。胃肠道激素如胃动素、胃泌素、胰多肽、生长抑素、胰升糖素和胆囊收缩素等变化都可影响胃动力和胃排空。

（5）其他：水与电解质紊乱、酮症酸中毒对胃运动功能都可产生不利影响。

怎样诊断胃轻瘫？

诊断本病一般并无困难，但由于胃轻瘫者多数无胃部症状或症状轻微，体格检查也可无特殊异常发现，给早期诊断胃轻瘫带来一些困难，因此必须结合胃运动功能检查加以确诊。还需做胃镜检查，以排除消化性溃疡、反流性食管炎等疾病。此外还应与胃肠炎、系统性硬化病、皮肌炎等风湿性疾病鉴别。

胃运动功能检查有哪些方法？

目前常用胃运动功能检查的方法有以下几种。

（1）核素胃排空：以单光子发射计算机断层摄影（SPECT）显像技术，应用核素113m In标记的液体试餐和99mTc标记的固体试餐测定胃排空时间。本法堪称检测胃动力的金标准。糖尿病胃轻瘫者，主要显示固体餐排空延迟，可伴有液体餐排空延迟。

（2）胃电图描记法：本法为非侵入性。应用胃电分析仪，通过安放在胃体表电极记录胃电活动。胃轻瘫者可显示胃动过速、胃动过缓和（或）胃电节律紊乱。

（3）胃内测压术：通过胃内压力变化了解胃运动功能。胃、幽门和十二指肠测压法可测定胃动力、胃消化间期移行性复合运动、胃腔压力和容量。糖尿病胃轻瘫者，胃动力减退，胃内压力降低，特别是远端胃窦压力降低和排空延迟。

（4）X线检查：通过钡剂或不透X线的物体进行胃运动功能检查，可观察胃位置、张力、蠕动和胃排空等变化。

（5）其他：磁共振成像术（MRI），核素^{14}C或^{13}C标记的呼吸试验，胃插管术，上腹部阻抗测定，B超和三维超声等。

胃轻瘫患者的饮食、运动锻炼要注意哪些方面？

糖尿病胃轻瘫患者的饮食、运动锻炼要注意以下几点：根据患者的特点不同，做好饮食调节。有烟、酒嗜好者，应戒烟、戒酒。有早饱、腹胀、恶心、食欲减退的患者，应少食多餐，进食易消化而富含营养的食物，可将食物研磨成糜粒状，以利于消化吸收。避免一次进食太多，避免进食油炸、油煎和不易消化的固体食物。另外，可适量吃些含纤维素的食物，如荞麦、玉米、新鲜蔬菜、水果、海带、紫菜、果胶、藻胶等，以利于胃肠蠕动，保持大便通畅。

运动锻炼不但可增强体质，提高人体对疾病的抵抗能力，还可提高工作效率和生活质量，有利于血糖控制和胃肠蠕动。运动锻炼应在医师指导下进行。每次运动锻炼一般在20~30分钟，每日1~2次，循序渐进。方式有快步行走、慢跑、健身操、太极拳、打乒乓球、打羽毛球、骑自行车和家务劳动等。还可进行胃肠部按摩。要注意避免激烈和长时间的运动。

怎样治疗胃轻瘫？

本病常发生于血糖控制不良的糖尿病患者，除饮食控制和适当体育锻炼外，应联合降糖药和促进胃动力的药物进行治疗，如能早期发现、及时治疗，可改善和逆转胃轻瘫。虽然促进胃动力的药物对糖尿病胃轻瘫的疗效各家报道不一，但大多数学者认为疗效肯定。

多潘立酮和甲氧氯普胺是多巴胺D2受体拮抗剂，阻断多巴胺对胃肠道的抑制作用，增强胃动力，改善和消除上腹胀、早饱、恶心、呕吐等胃部症状。多潘立酮作用于外周，甲氧氯普胺可通过血脑屏障，兼有外周和中枢神经系统作用，故可能引起迟缓性运动障碍和张力障碍等中枢神经系统的不良反应，使用时应注意。多潘立酮常用剂量为10mg，每日3~4次口服。

西沙必利是 5-羟色胺 4 受体激动剂，促进胃肠动力的作用较多巴胺 D2 受体拮抗剂更强，主要作用是通过肠肌间神经丛的神经节前和节后纤维释放乙酰胆碱，促进胃对食物的排空，剂量为每次 5~10mg，每日 3 次口服，一日剂量不宜超过 30mg。一般服药后 2~4 周见效。国外个别报道，该药可引起 Q-T 间期延长和室性心律紊乱。分析其原因，可能与用药剂量过大（每日 160mg），糖尿病合并严重心血管疾病、肝肾疾病，反复发作低血糖或联合用药有关。国内 106 篇有关西沙必利治疗的论文 14301 例药物应用者，无 1 例有心脏并发症。这与国内一般用药剂量（每日 15~30mg）较小有关。我们采取严格的病例选择，进行心电图监测，每日剂量不超过 30mg，疗程 4 周，疗效达 85%，无 1 例发生严重心脏不良反应。莫沙比利也是 5-羟色胺受体激动剂，其药理作用同西沙必利，常用剂量为 5~10mg，每日 3 次口服。据文献报道，在常用剂量下，无 1 例发生 Q-T 间期延长和心脏不良反应。

红霉素及其类似物具有胃动素受体激动剂的特性，有强大的促进胃动力的作用。推荐静脉给药较口服给药效果好，起始小剂量，以后拟至每日 100~200mg。但红霉素不能与西沙必利合用，因两药均经细胞色素 P-450 同工酶在肝内代谢，合用可导致 Q-T 间期延长和遭受室性心律紊乱的风险。对应用各种药物治疗无效的顽固性胃轻瘫者，可择期进行手术治疗，以解除胃轻瘫症状。

第十节　糖尿病合并口腔病变

——周曾同教授与您谈

世界卫生组织曾指出，如果能注意口腔保健，80 岁完全可以有 20 颗牙。牙不是"老掉"的，而是由于牙病而"病掉"的。牙齿脱落与人们的口腔保健意识不尽如人意有关。相对而言，糖尿病患者的口腔问题更多、更严重。许多资料表明，糖尿病患者牙龈炎和牙周炎的发病率更高。世界卫生组织召开的第三届牙科预防保健研究会将糖尿病与牙周疾病列为重要研究课题之一。有些牙周脓肿反复发作的患者，经检查发现了糖尿病；而有些糖尿病患者患有牙周炎，经很好控制糖尿病后，牙周炎获得好转。糖尿病究竟与口腔病变有哪些关系？能不能预防？怎样防治？上海第九人民医院口腔内科主任周曾同教授为您解答。

糖尿病患者易发哪些口腔疾病呢？

我们曾经对糖尿病住院患者做过调查，发现这些患者中发生龋齿、牙髓病、根尖周病、牙龈炎、牙周病以及多种口腔黏膜病的比例大大高于正常人群。与心血管疾病、消化道疾病等其他疾病患者群体相比，糖尿病患者上述疾病的发病比例也大大提高。更有意思的是，在口腔肿瘤、口腔溃疡、口腔糜烂性损害的就诊患者中，如果细致地追问病史，可以发现许多人有糖尿病史。还有些人是在口腔科就诊时的化验检查中才被发现血糖升高，后经内科医师进一步检查诊断为糖尿病。

龋病与糖尿病的关系如何？

龋病的发生主要与4个因素有关。首先是食物因素，那些甜的、黏乎乎的、容易发酵变酸的食物会对牙齿硬组织产生腐蚀；第二是微生物因素，致龋菌中变形链球菌、粘放菌等是口腔内的"常驻"菌，平时受到其他共存细菌的抑制，达到一定的平衡，一旦细菌生长的环境发生变化，这种"和平共处"的局面就会被打破，致龋菌便猖獗发威；第三是宿主因素，包括牙齿的窝沟点隙等薄弱结构和免疫力降低；第四是时间因素，长时间的口腔清洁工作做不好，就会"积脏成疾"，发生龋病。

糖尿病患者恰恰与这4方面都有"瓜葛"。其高血糖状态使唾液中的含糖量增高，口腔酸性增加；由于唾液量减少，对牙齿的冲洗自洁作用下降，对致龋菌的抑制能力减弱，打破了菌群平衡；同时唾液中免疫球蛋白sIgA和无机盐等微量元素减少，牙齿免疫功能下降和再矿化水平下降，因而患龋的风险就大大增加了。

糖尿病与牙周病有什么关系呢？

牙周病是牙周支持组织的一种疾病，往往累及牙龈、牙周膜和牙槽骨，表现为牙龈炎和牙龈出血，牙周袋形成和溢血溢脓，牙槽骨吸收和牙齿松动移位，严重者可以全口牙齿脱落，成为"无齿之徒"。流行病学调查结果表明，牙周病的危险因素包括牙菌斑和牙结石、全身疾病（如糖尿病）、嗜烟、长期疲劳、精神压力大，文化程度低、收入少而不能维持口腔健康环境等。其中，除了牙菌斑和牙结石是重要的局部始动因素外，糖尿病等全身性疾病就是最主要的"背景"因素了。

研究表明，内分泌紊乱，尤其是胰岛素、性激素分泌紊乱对人体的防御机制有很大损害，同时还影响到机体的修复能力。因此，糖尿病患者对存在于牙颈部的结石的机械刺激，以及牙菌斑内细菌释放的毒素就缺乏抵抗力，牙周组织易受伤害。

此外，由于糖尿病患者的糖化终末产物增多和高血糖状态，会引起牙周胶原纤维变性和牙周细胞的修复功能下降，加之糖尿病患者的代谢产物能为致炎细菌提供营养，所以一旦发病，就会"一发而不可收拾"，大大加快病程发展。

更应引起重视的是，糖尿病与牙周病有许多相似之处。国外有人将此归纳为"3S"，即 silence disease（隐匿发病），social disease（具社会性质的疾病），self-controllable disease（可自我控制的疾病）。所以在防治两病中也有许多需要共同注意的地方，例如控制饮食、调整饮食结构、提高机体免疫力、加强口腔卫生、避免劳累等等。

有人提出，牙周病与糖尿病是互为因果的，其理由是，有资料证实牙周袋中的革兰阴性菌分泌的内毒素可以进入血液破坏抗体，造成胰岛素失调，进而引发糖尿病。所以控制牙周感染也是长期控制糖尿病的基本措施。

糖尿病患者会出现哪些口腔黏膜损害呢？

口腔黏膜是覆盖在口腔内的一层软组织，有免疫、机械屏障、吸收以及感觉等多种生理功能。正常的口腔黏膜应该是粉红色、光滑湿润、柔软而有弹性、完整而无破溃的。口腔黏膜靠基层细胞不断更新代谢维持其生理功能。

糖尿病患者由于其内分泌紊乱，直接影响到黏膜细胞的新陈代谢和对细胞的营养提供，使上皮细胞常常处于"饥饿"状态，因此黏膜非常薄，抗摩擦能力下降，常常会出现黏膜充血、渗血、疼痛。糖尿病患者的唾液分泌量下降，又使唾液对黏膜的冲洗作用下降，食物中的不良刺激物因此而"大发淫威"，会进一步损害黏膜。同时，因为免疫球蛋白的减少，又使黏膜的免疫功能下降，从而使有害微生物得以繁殖。正是由于这些原因，糖尿病患者的口腔黏膜常常会出现溃疡、充血、糜烂、感觉异常、干燥、萎缩以及白色念珠菌感染等。

对于患有口腔黏膜病的患者（例如口腔白色念珠菌病、口腔白斑、口腔盘状红斑狼疮、扁平苔藓、天疱疮、口腔溃疡等）来说，如果合并有糖尿病，那么不仅其病程可能会更加迁延，病情会加重，而且给用药带来很多限制，会影响到疗效。

当然，某些口腔黏膜病本身就是糖尿病的并发症，例如糖尿病性舌乳头萎缩，如果能够有效地控制糖尿病病情，就可有效地治疗口腔黏膜病症。

怎样预防口腔病变的发生？

可以采用三级预防的办法。

一级预防：是指以促进口腔健康为目的一系列措施。例如：①主动接受口腔保健指导，树立口腔卫生意识。②正确使用刷牙方法，提倡使用牙线等清洁、保持工具。③定期到医院口腔科检查口腔健康状况（包括牙齿、牙周组织、口腔黏膜组织、涎腺等）。④定期洁牙。⑤纠正不良习惯（吸烟，咬唇咬颊等），增强体质，合理饮食，调节情绪，劳逸结合，起居有常。

二级防治：是指早发现、早诊断、早治疗，将口腔并发症"消灭在萌芽状态"。例如对不良修复体、残根残冠要早做处理，对口腔黏膜症状要早就医、早检查，排除某些恶性疾病等等。

三级防治：是对于已经出现的龋病、牙周病和口腔黏膜病要采取积极的治疗。龋病可通过去龋、备洞、充填来修复；牙髓病或根尖周病则要通过根管治疗或根尖手术来治愈；牙周病可以通过局部用药（牙周袋内置药物）和全身用药等保守方法，以及龈切、翻瓣、牙周袋刮治、骨移植等手术方法进行系列的综合治疗；口腔黏膜病则采用局部和全身治疗相结合、中西医相结合、药物和手术相结合等多种综合治疗方案来取得疗效。

第十一节　糖尿病合并皮肤病变

——陈向芳教授与您谈

糖尿病目前尚不能根治，对全身所有组织器官均造成损害，糖尿病合并皮肤病变非常多见，但糖尿病和皮肤病变之间的联系常常被忽视。糖尿病的皮肤表现是多方面的，文献显示，糖尿病皮肤病变的患病率为30%，而实际在临床上的发病率更高，1型糖尿病和2型糖尿病合并皮肤病变发病率相近。1型糖尿病的皮损主要是自身免疫性的，而2型糖尿病的皮损主要表现为皮肤感染。糖尿病引起的皮肤变化可分为五类，糖尿病的慢性高血糖与皮肤的长期损伤、功能障碍有关。这些皮肤疾病的治疗是根据潜在的病理生理学而定的，但控制好血糖是所有治疗策略的先决条件。如果及早发现并积极控制糖尿病，大多数皮肤病都可以预防或得以成功治疗，但如果护理不当，糖尿病患者的轻微皮肤病变可能会演变成严重问题，并可能导致严重后果。海军军医大学附属长征医院内分泌科陈向芳教授提请广大糖尿病患者注意：重视糖尿病易合并皮肤病变问题，积极控制糖尿病，降低皮肤病变的发生率，对提高糖尿病患者的生活及生存质量有着非常重要的意义。

糖尿病患者为什么容易出现皮肤病变？

皮肤是指身体表面包在肌肉外面的组织，为人体最大的器官，具有重要的屏障保护功能以及感受外界刺激、调节体温、排泄等重要生理作用，直接与外界环境接触。糖尿病皮肤病变由内因和外因共同导致，主要由内源性因素引起，外源性因素仅仅起到激发和加速的作用。糖尿病患者皮肤组织中由于存在持续高浓度葡萄糖，糖的醛基与蛋白质、脂质和DNA的游离氨基间发生的非酶促反应的产物即晚期糖基化终末产物（AGEs）蓄积，导致细胞功能紊乱和信号传导失调，并加速细胞氧化损伤，进而引起细胞、基质、组织以及诸多细胞因子失衡，功能紊乱，干扰正常的皮肤功能，这与血管和神经病变引起的皮肤坏死有本质的区别。这也表明，糖尿病患者的皮肤不同于正常皮肤，有其特殊的易受伤害属性。皮肤组织长期暴露于高糖和AGEs导致的皮肤内源性损伤是导致糖尿病患者皮肤脆弱和糖尿病皮肤病变的根本原因。

糖尿病患者容易并发哪些皮肤病变？

糖尿病患者发生的皮肤病统称为糖尿病性皮肤病变，包括许多种疾病，根据皮肤病变的病因可分为五大类：第一类是微血管障碍所致的皮肤病变，如糖尿病性皮病、糖尿病性皮肤潮红、紫癜、丹毒样红斑、胫前色素斑、糖尿病性大疱等；第二类是神经损害所致的皮肤病变，如糖尿病性无汗症；第三类是由于代谢障碍所致的皮肤病变，如糖尿病性黄瘤、睑黄瘤、糖尿病性硬肿症、皮肤瘙痒症；第四类是细菌或真菌等引起的糖尿病性皮肤感染，像化脓性皮肤感染，如疖、痈、毛囊炎、蜂窝织炎等，真菌感染如甲沟炎、手足癣、股癣等；第五类是由化学降糖药物（如胰岛素和口服抗糖尿病药物等）所致的皮肤过敏反应，可首先考虑通过换用其他降糖药物避免药物过敏的再次出现。

什么是糖尿病性皮病，有何危害，如何治疗？

糖尿病性皮病是50岁以上糖尿病患者最常见的特异性皮肤病。皮肤病变表现为皮肤斑点或色素斑。据估计，有30% ~ 70%的糖尿病患者在其一生中的某个时期会经历糖尿病性皮病，没有糖尿病的人没有类似的皮肤状况。这种病变多见于病程较长的糖尿病患者，并伴有糖尿病微血管病变。糖尿病血糖控制不良是导致糖尿病性皮病的典型罪魁祸首。糖尿病患者血液中的葡萄糖水平会导致皮肤微血管结构发生变化，从而使少量血液泄漏到皮肤中。漏血导致皮肤变色。目前的研究表明，糖尿病性皮病的瘢痕与皮肤灌注缺陷（如局部皮肤血流显著减少以及血流功能异常）有关。糖尿病性皮病的组织病理学仍不明确，部分原因可能是皮损很少进行活检。糖尿病性皮病的特点是小腿胫前区出现呈圆形或椭圆形的萎缩性色素沉着斑，沉着斑也可以出现在足部、大腿和前臂。病变通常是双侧的，分布不对称。它的颜色可以为粉红色、红色或棕褐色，甚至是深棕色。在一些人身上，这些椭圆形或圆形斑块常被误认为是老年斑。这些斑点可能相当多，而且面积很大，但通常不会发痒、刺痛或灼伤，不刻意抓挠也不会破溃或成为开放性溃疡。糖尿病性皮病通常不会引起任何疼痛或瘙痒，因此无需治疗，皮损通常会自行消失，特别是当血糖水平降低时。尽管如此，最好避免损伤患处，并保持皮肤湿润以避免开裂。虽然通常不推荐进行特殊治疗，但请记住糖尿病性皮病的典型原因：糖尿病控制不佳。最好的治疗方法是正确、合理控制血糖水平。如果糖尿病性皮病患者同时合并神经病变以及其他脏器的微血管病变，应积极给予营养神经、改善微循环等对症对因治疗。

什么是糖尿病大疱，有何危害，如何治疗？

糖尿病大疱是糖尿病患者特有的四肢肢端皮肤自发的、非炎症性的水疱状态，可单个或多个部位出现，大小不等，内含清亮浆液，疱壁薄而透明，张力较高。克莱默在1930年首次报道了糖尿病患者的大疱样病变。糖尿病大疱的病因目前尚不清楚，临床相对少见，发病率约为1%，近年报道有增加趋势。大疱病往往发生在糖尿病病程较长或合并多种并发症的患者中。许多糖尿病大疱患者合并糖尿病肾病或神经病变，可能与局部的浆膜下区结缔组织改变有关。活检标本上发现的小血管透明变性导致一些权威人士推测微血管病参与了相关的水疱发生。在一些患者，尤其是合并神经病变的患者中，紫外线照射也被认为起了促进诱导大疱发生的作用。糖尿病大疱通常在 2 ～ 6 周内自然愈合，但病变经常在相同或不同的部位复发，可能继发感染，但糖尿病大疱的预后通常是好的。糖尿病大疱愈合后没有明显的瘢痕，继发感染可能导致溃疡，甚至导致大疱部位骨髓炎，也有因感染而截肢的临床报道。高血糖是糖尿病大疱发生的病理基础，压迫、光敏可能是其诱因，免疫功能低下或紊乱可能参与发病。积极控制血糖是治疗本病的根本，此外，还应注意纠正代谢紊乱，加强营养，积极预防感染。糖尿病大疱一般具有自限性，但水疱部位应尽可能使用无菌敷料，避免继发感染。确诊为糖尿病大疱的患者应监测继发感染是否发展，直到病变完全愈合。只有当出现继发性葡萄球菌感染时，才有必要进行抗生素治疗。

为什么糖尿病患者易发生皮肤瘙痒，如何防治？

糖尿病皮肤瘙痒症在临床中较为常见，易反复发作，经久难愈，以皮肤瘙痒为主要临床表现，瘙痒处皮肤没有原发性损害，可以是全身泛发性（全身皮肤瘙痒的发病率较低，约为2.7%），也可以是局限性（发病率约为40%），后者多发生在外阴部位，甚至有些患者以此为糖尿病的首发症状。血液中糖含量较高，进而导致皮肤表层组织液处于高渗状态，表皮细胞脱水，刺激神经末梢，高渗状态导致细胞的代谢产物在皮肤表层过度堆积，以及糖脂代谢紊乱导致微循环障碍、表皮细胞营养状况差、皮肤屏障功能降低等，这一系列因素均导致发生皮肤瘙痒。糖尿病皮肤瘙痒可从局部扩展至全身，容易因抓挠造成皮肤破损，继发湿疹、皮炎、感染、色素沉着等情况，还可影响患者的睡眠和情绪，给患者带来严重的生理和心理痛苦。治疗上主要以控制血糖为主，结合饮食、运动来控制原发疾病。局部可用润肤剂保持皮肤清洁、湿润，禁食辛辣刺激性食物，瘙痒严重者可局部涂抹止痒剂（如赛肤润、炉甘石、类固醇皮质激素软膏等）等，口服马来酸氯苯那敏片（扑尔敏）或氯雷他定等抗组胺药物，扑尔敏有嗜睡作用，建议睡前服用更佳。此外，保持平和的心态、适度的心理治疗也有一定疗效。日常切记不要用过热的水、浓盐水、辣椒水等烫洗患处止痒，否则会加剧瘙痒，甚至引起继发细菌感染。

糖尿病患者为何容易患足癣等真菌感染，如何治疗和预防？

糖尿病患者常因长期血糖控制不佳、免疫功能低下和皮肤组织表皮的葡萄糖含量高而发生真菌感染。据统计，在未被控制的糖尿病患者中真菌感染率高达50%。足癣是由致病性真菌引起的足部皮肤病，具有传染性，但不会致命，由真菌或菌丝寄生在脚趾部位的皮肤或趾甲上，通过接触进行传染，还可进而发生大面积的体癣以及手指甲癣，表现为足底广泛脱屑，冬季易裂口，足趾间脱屑、水疱、浸渍化白，患者常因瘙痒剧烈而不适当抓挠或用热水搓洗使表皮破损进而诱发继发性细菌感染，如丹毒、蜂窝织炎和淋巴管炎等。足癣如不及时治疗，可感染趾甲和指甲，导致甲残缺甚至妨碍手指精细动作，因此要积极治疗。治疗首先要控制好血糖，不可滥用抗生素，教育患者定期检查双脚。如怀疑有皮肤真菌感染应做微生物检查，如培养结果确定有真菌感染应及时给予抗真菌治疗。如果是浅部轻微真菌感染，可局部外用抗真菌药（咪康唑、酮康唑、布替萘芬等软膏制剂）。对于顽固的真菌感染，应同时给予口服药物（如氟康唑、特比萘芬或伊曲康唑等）治疗。日常生活中应养成良好的卫生习惯，鞋袜应勤洗勤换，足底保持清洁、干燥，穿着应适当宽松、透气，以棉麻、真丝为佳，不宜过紧。

第十二节　糖尿病合并骨质疏松
——郑骄阳教授与您谈

儿童、青少年时期发病的1型糖尿病患者和老年2型糖尿病患者都容易发生骨折。也有一些骨折患者，在住院治疗期间才发现有高血糖，进一步检查原来患糖尿病已多年了。内分泌学教授郑骄阳破解糖尿病患者容易骨折之谜：都是骨质疏松惹的祸！糖尿病容易合并骨质疏松，糖尿病患者即使骨密度与非糖尿病者相似或更高，但骨质量下降，骨质疏松和骨折风险明显升高。

糖尿病与骨质疏松有什么关系？

糖尿病与骨质疏松有密切关系，可以说糖尿病是骨质疏松的等危症。

糖尿病患者出现的骨质疏松症属于继发性骨质疏松。据报道，有1/2~2/3的糖尿病患者伴有骨密度减低，其中有近1/3的患者可诊断为骨质疏松。骨质疏松症也是糖尿病的并发症之一。

糖尿病患者为什么易患骨质疏松呢？

1型糖尿病常起病于青少年，胰岛素绝对不足、胰岛素样生长因子Ⅰ的缺乏、高血糖、渗透性利尿导致的骨钙丢失、自身免疫和炎症反应损害等因素很容易引起成骨功能减退，骨强度下降，并影响峰值骨量。1型糖尿病患者的慢性并发症，如神经病变和微血管病变会加重骨量丢失，其原因可能与骨组织局部血供、神经营养变化等因素有关。1型糖尿病视网膜病变患者发生骨量减少或骨质疏松的比例明显高于无视网膜病变的患者，骨量减少也与糖尿病肾脏病变有关。此外，低血糖以及1型糖尿病患者较强的自身免疫和炎症反应、骨对机械负荷的反应减弱等诸多因素均会增加其骨质疏松和骨折的风险。

2型糖尿病患者可以在一个比较高的骨密度水平下发生骨折。骨强度下降、骨质量受损是2型糖尿病患者发生骨质疏松的内在因素。2型糖尿病患者的皮质骨厚度及小梁骨容量降低，皮质骨多孔性增加，骨骼材料学参数更差，皮质骨微结构受损在并发糖尿病微血管病变的患者中更为明显。高血糖导致有机骨基质中糖基化终末产物（AGE）积聚，成骨细胞上存在AGE受体（RAGE），而2型糖尿病患者皮质骨中的AGE水平较高，AGE的积聚会使骨基质中的 I 型胶原变硬，骨强度下降，骨脆性增加，并能促进成骨细胞凋亡。此外，糖尿病病程、胰岛素抵抗、骨髓脂肪堆积以及较低的骨转换水平、较大的空腹血糖波动、缺乏维生素D所引起的继发性甲状旁腺功能亢进症等都能引起糖尿病患者发生骨质疏松。

因此，糖尿病患者易并发骨的病变——骨质疏松症。

糖尿病患者出现骨质疏松时有哪些临床表现？

糖尿病患者出现骨质疏松时，常感到腰、背、髋部疼痛，或持续性肌肉钝痛。严重者易发生骨折，可出现脊椎明显的压缩性骨折，出现驼背畸形，身高缩短，肋缘和髂脊的距离缩小。

包括儿童、青少年在内的1型糖尿病患者各年龄段骨折发生率都高于非糖尿病者，其新发髋骨骨折的年龄比非糖尿病患者提前10~15年。低血糖、夜尿增加、视力下降（视网膜病变或白内障）、平衡功能减退（神经病变、足部溃疡、截肢）、直立性低血压和反应减退等都增加2型糖尿病患者的跌倒及其所引起的骨质疏松骨折几率。此外，糖尿病患者髋部骨折后长期卧床还易产生其他并发症，手术治疗后伤口及骨折愈合也较正常人慢。

怎样诊断糖尿病性骨质疏松？

与非糖尿病者相比，包括中国人在内的亚洲糖尿病患者骨密度升高，骨折风险升高，骨折风险随骨密度T值的降低而升高。中国专家共识认为，具备以下情况之一者，且合并糖尿病，排除引起骨密度下降的其他疾病，则可诊断糖尿病性骨质疏松：椎体或髋部脆性骨折；DXA（腰椎、股骨颈、全髋或桡骨远端1/3）骨密度T值≤–2.5；骨量低下（–2.5<T值<–1.0），伴有脆性骨折（肱骨上段、前臂远端或骨盆骨折）。

防治糖尿病性骨质疏松的关键是什么？

糖尿病性骨质疏松的防治关键是严格控制糖尿病。这一点对于已发生骨质疏松症的患者来说尤为重要。一切单纯针对骨质疏松而无视糖代谢水平的治疗方法，都将以失败而告终。只有在全面控制糖尿病的基础之上，结合患者具体的骨质改变情况，采取适当的综合性防治措施，才能取得较为理想的治疗效果。血糖控制的原则是在不发生低血糖的前提之下，尽可能地使患者的血糖接近或达到正常水平（空腹血糖≤6.1mmol/L，餐后2小时血糖≤7.8mmol/L，糖化血红蛋白≤6.5%）。

糖尿病的饮食控制与运动锻炼对于防止患者的骨质丢失同样具有重要的临床意义。糖尿病患者应该经常检查视力，预防跌倒，避免使用可能影响骨代谢的药物，尤其是65岁以上女性和高骨折风险患者应该避免使用噻唑烷二酮（TZD）类药物，对个别SGLT–2抑制剂在有心血管疾病风险的糖尿病患者中所出现的骨折风险升高问题要引起注意；糖尿病患者应该平稳降糖，避免出现低血糖，尤其是在应用胰岛素治疗时；应于术前仔细评估代谢手术患者的骨折风险，并在术后给予必要随访干预。同时，还要对患者的血脂和血压进行严格控制，以减少或延缓各种慢性并发症的发生与发展。

如何对糖尿病性骨质疏松患者进行药物治疗？

在严格控制血糖、血压、血脂的基础上，使用下列药物治疗。

（1）维生素D及钙剂：糖尿病常因各种原因造成维生素D缺乏，应给予活性维生素D。糖尿病并发肾病时，因1α–羟化酶障碍，使1, 25–（OH）$_2$D$_3$合成减少，可予1, 25–（OH）$_2$D$_3$以增加肠道钙的吸收，减少尿钙及磷的排泄。

在应用维生素D的同时应补钙。首选饮食补钙，如奶制品含钙量高，每200ml鲜牛奶中含钙250mg。目前市场上供应的钙剂品种很多，可根据具体情况选择所需的钙剂。

（2）降钙素：降钙素是甲状腺C细胞分泌的一种多肽蛋白质，可抑制破骨细胞，拮抗甲状旁腺激素，从而减少骨吸收。降钙素对骨吸收所致的骨痛有明显的疗效，已广泛用于治疗骨质疏松。少数患者可出现面部潮红、恶心、呕吐。

（3）双膦酸盐：双膦酸盐具有较强抑制破骨细胞的作用，20%~50%被骨骼吸收，其余从尿中排出，在骨中半衰期很长。双膦酸盐有口服和静脉两种剂型，患者有较好的耐受性，唑来膦酸的不良反应更小。

（4）其他疗法：必要时应用选择性雌激素受体调节剂雷洛昔芬、甲状旁腺激素（PTH）类似物特立帕肽、地诺单抗、氟化物、中医中药等，提高防治效果。同时应加强营养，进行适当的体育锻炼，加强肌力。

第十三节　糖尿病合并感染

——邹俊杰教授与您谈

感染指的是各种病原体（如细菌、真菌、病毒等）侵入人体所引起的局部或全身炎症反应。糖尿病患者对病原体的防御能力减弱，易发生局部或全身性的感染。若不能得到及时和有效的诊断和治疗，感染可能加重或蔓延，严重者可致败血症乃至感染性休克，危及患者的生命。此外，感染还可导致血糖升高乃至诱发酮症酸中毒或高渗性昏迷。酮症酸中毒和高渗性昏迷都是严重的糖尿病并发症，抢救不及时可引起死亡。因此，广大糖尿病患者一定要提高警惕，注意防范感染！

为什么糖尿病患者容易发生感染？

抵抗力下降是糖尿病患者易于发生感染的根本原因。机体抵抗病原体感染的能力取决于免疫系统的防御功能。病原体通过各种途径侵入人体后，人体的免疫系统会马上识别出病原体并做出反应，中性粒细胞和巨噬细胞会吞噬病原体并将其杀灭，随后淋巴细胞会产生特异性抗体及补体，帮助清除病原体。病原体侵入人体后是否会发病取决于病原体致病力和机体防御功能之间的平衡：如果机体的防御功能超过了病原体的致病力，则病原体被清除，机体不出现感染，即使出现感染也能得到控制；如果病原体的致病力超过了机体的防御功能，则病原体不能被有效清除，引起感染。糖尿病患者尤其是血糖控制不佳的糖尿病患者，中性粒细胞和巨噬细胞的吞噬减退，其杀灭病原体的能力也降低。糖尿病患者淋巴细胞产生特异性抗体的能力也减退，这也是机体抵抗力降低的重要原因。此外，高血糖是细菌很好的"培养基"，高血糖状态下细菌增殖力较强。因此，糖尿病患者抵御病原体侵袭的能力减弱，病原体容易趁虚而入，引起感染。一些平时不易致病的细菌，即所谓条件致病菌在糖尿病患者也能引起严重感染。

糖尿病患者常见的感染有哪些？

糖尿病患者最常见的感染是呼吸道感染，包括支气管炎、肺炎、肺脓肿、肺结核等。如果患者在院外感染了细菌、病毒等病原体并出现肺炎则称为社区获得性肺炎。泌尿生殖系统感染、消化系统感染、皮肤和软组织感染也很常见。泌尿生殖系统感染常见的有膀胱炎、急慢性肾盂肾炎、肾周围脓肿等。消化系统感染中以胃肠炎、胆囊炎、胆管感染和肝脓肿多见。皮肤和软组织的感染常见的有毛囊炎（疖子）、痈、甲沟炎、蜂窝织炎和糖尿病足感染。神经系统感染发生率较低，但危害很大，包括化脓性脑膜炎、结核性脑膜炎和脑脓肿等。眼、耳、鼻、喉及口腔的各种感染也可见于糖尿病患者。以上各种感染若不及早发现和积极治疗，会逐渐加重，进展为全身性的感染，严重者可引起败血症和感染性休克，给患者带来生命危险。

糖尿病患者常见的肺部感染有何表现？

糖尿病患者发生肺部感染常见的表现有发热、畏寒、寒战、咳嗽、咳痰、咯血、胸痛、呼吸困难等。糖尿病患者肺部感染的表现与病原体类型及感染类型有关，也与患者年龄有关。肺部感染的病原体以细菌最常见，如肺炎链球菌、金黄色葡萄球菌等。年轻患者往往发热、畏寒症状较明显，年老者这些症状可不明显，但易于出现呼吸衰竭及感染性休克。病毒感染也很常见，有时还会出现真菌感染。有时肺部感染可合并肺组织坏死，形成脓腔，则称为肺脓肿。肺脓肿是严重的肺部感染，患者可出现高热、寒战、咳嗽，并有大量脓臭痰。糖尿病患者出现咳嗽、咯痰时，应及早诊治，若咳嗽不止，发热不退，脓痰增多并有臭味时必须进行胸部X线检查和痰液培养，才能正确诊断和有效治疗。国外指南建议患者接种肺炎链球菌和流感病毒等疫苗，有助于减少糖尿病患者的社区获得性肺炎。

肺结核是一种特异性肺部感染，糖尿病患者患肺结核的风险约为非糖尿病患者的2~4倍，好发于血糖控制不佳、营养状况较差的患者。肺结核的患者常常有乏力、低热、盗汗、纳差、体重减轻及咳嗽，但也有不少患者缺乏上述症状。肺结核还可引起其他部位的结核，如肠结核、结核性腹膜炎等。如果患者出现腹痛、低热、腹泻和便秘交替等症状时应想到肠结核。合并肺结核的糖尿病患者如出现颈部肿块，需要排除淋巴结结核。

糖尿病患者尿路感染有何表现？

糖尿病患者易于出现尿路感染，女性多见，这是由于女性的尿道较短而宽，且距离肛门较近，诱发感染的机会较男性为多。绝经期后妇女尿道黏膜出现退行性变，局部防御功能随之下降，尿路感染的发生率也明显增高。50岁以上的男性前列腺肥大的发生率增加，也易于发生尿路感染。伴糖尿病自主神经病变神经源性膀胱炎的患者常有尿潴留，利于细菌繁殖，细菌可沿尿路上行，引起逆行性感染，导致肾盂肾炎，且极易复发。一部分神经源性膀胱炎的患者留置导尿管，更易发生尿路感染。

尿路感染的致病菌大多为大肠杆菌，占全部尿路感染的80%~90%，其次为变形杆菌、克雷伯杆菌、厌氧菌。膀胱炎是最常见的尿路感染，占尿路感染的60%以上。膀胱炎的主要表现为尿路刺激症状，如排尿不适、尿频、尿急、尿痛、小腹部胀痛不适、血尿，部分患者可有排尿困难，少数患者可有发热、腰痛。尿液常浑浊，可有异味。如感染向上蔓延，可引起肾盂肾炎。肾盂肾炎有急、慢性之分。急性肾盂肾炎除尿频、尿急、尿痛、腰痛以外还有显著的全身症状，如发热、畏寒、寒战、恶心、呕吐，体温一般在38℃以上。慢性肾盂肾炎常因急性肾盂肾炎治疗不彻底演化而来，症状不如急性肾盂肾炎显著。慢性肾盂肾炎可急性发作，此时症状类似急性肾盂肾炎。慢性肾盂肾炎反复发作可损害肾功能，最终引起尿毒症。肾乳头坏死为肾盂肾炎的严重并发症，好发于糖尿病患者，患者常有高热、寒战、剧烈腰痛、血尿。此外，糖尿病患者还易于出现肾周围脓肿，多由严重肾盂肾炎直接发展而来，患者在原有症状加剧的基础上出现明显的单侧腰痛，且在向健侧弯腰时疼痛加剧。

一些糖尿病患者尿液培养显示有细菌感染，但长期无相关临床表现，尿常规检查也无明显异常，称为无症状性细菌尿。

排尿的冲刷作用可减少尿路感染的风险，因此糖尿病患者应多饮水，保持尿路畅通，如有相关症状应立即就诊。

近年有一类新的降糖药称为钠－葡萄糖协同转运蛋白2抑制剂，也称为格列净类降糖药，如达格列净、恩格列净、卡格列净，它们促进葡萄糖从尿液排泄，可增加泌尿生殖系统感染的风险。使用格列净类降糖药的患者应特别注意防范泌尿生殖系统感染，患者应多饮水，并注意个人卫生。

糖尿病患者为什么容易发生肝脏和胆道感染？出现肝脏和胆道感染有何症状？

2型糖尿病患者尤其是体型肥胖的患者，常有胆囊舒缩功能障碍，胆汁黏瘀、滞稠，排出不畅，从而引起胆石症。形成胆石后胆汁排出更加不畅，使得胆囊内压力升高，造成胆囊壁黏膜损伤，因而容易继发感染。与非糖尿病患者相比，糖尿病患者的胆道感染往往较重。胆囊炎的常见表现为发热、右上腹疼痛和压痛、恶心、呕吐、黄疸等。有些患者还可出现胆管炎。如果胆道感染的致病菌为梭状芽孢杆菌，可产生较多气体，形成所谓气肿性胆囊炎。气肿性胆囊炎较普通胆囊炎为重，易于出现胆囊穿孔和坏死，应予以重视。

糖尿病患者还容易出现肝脓肿，病原体包括细菌、真菌、阿米巴原虫等，以细菌最为常见，占80%以上。细菌性肝脓肿的细菌多由胆道逆行侵入，也可由血源性进入。肝脓肿的患者常有高热、畏寒、肝区疼痛等表现。部分老年患者，尤其是合并糖尿病神经病变的患者起病隐匿，可无明显肝区疼痛，也可无发热，易于漏诊。

糖尿病患者为什么要警惕皮肤和软组织感染？

糖尿病患者尤其是血糖控制不佳的患者易于出现皮肤和软组织感染，包括毛囊炎、甲沟炎、痈、丹毒、蜂窝织炎、坏死性筋膜炎等。部分患者发生皮肤感染可合并临近骨组织的骨髓炎。糖尿病患者易于发生皮肤感染，除因抵抗力低下外，还与患者易有皮肤瘙痒，搔抓引起皮肤损伤有关。合并周围神经病变的患者常常引起触觉和痛觉减退，易于发生皮肤操作性损伤。患者皮肤感染后如不积极治疗，感染会很快扩散，并向深部蔓延，皮肤破溃形成大的创面，经久难愈，严重时可引起败血症。

糖尿病患者的皮肤软组织感染病原体多为细菌，但也可出现真菌感染，多发生于臀部和外阴等温暖、潮湿部位。

糖尿病患者还要注意哪些特殊感染？

糖尿病使机体抵抗力低下，故有些在非糖尿病人群中不出现的感染也可在糖尿病患者中见到。侵袭性外耳道炎和鼻腔毛霉菌病是两种发生于糖尿病患者的罕见感染。侵袭性外耳道炎因具有潜在的生命危险而被称为恶性外耳道炎，常见于高龄糖尿病患者，双耳均可累及，致病菌通常为铜绿假单胞菌。侵袭性外耳道炎的症状为耳痛、耳廓及周围组织肿胀并有触痛，外耳道常有脓性分泌物，并出现颗粒状或息肉状结构，严重时可发展为脑膜炎、脑脓肿。鼻腔毛霉菌病是真菌引起的鼻和鼻窦的严重感染，患者几乎都是血糖控制不佳的糖尿病患者。感染先由鼻部开始，迅速蔓延到眼眶及周围组织，还可累及中枢神经系统。临床表现为发热、鼻塞、鼻周围肿胀疼痛，鼻腔排出血性分泌物，鼻腔和鼻甲出现黑色坏死物，累及眼眶时可出现眶部疼痛、视物模糊。严重者向脑部迅速蔓延，侵犯脑膜和脑实质，引起惊厥、昏迷。

糖尿病患者如何做好足的护理？

糖尿病足是糖尿病患者常见的并发症，由下肢血管狭窄致供血不足、神经病变、创伤和感染等因素引起。感染是造成糖尿病足病情加重的重要原因。糖尿病患者足部如发生感染，同时伴有下肢动脉狭窄和神经病变，可迅速发展，引起组织坏死，形成严重的糖尿病足。糖尿病足是糖尿病致残致死的重要原因。糖尿病患者要经常检查下肢和足部的皮肤，若有破损，需立即处理。要重视足的护理，保持皮肤清洁，预防皮肤损伤和感染。每日洗脚后可适当涂护肤品，防止皮肤干燥引起皲裂，尤其是足跟周围。平时要保持足趾间干燥，不要穿硬质及过紧的鞋子。冬天要注意足部保暖，但不要用过热的水泡脚，以免烫伤。应勤剪指甲，以避免甲沟感染，有鸡眼或胼胝的患者应请有经验者及时修剪。

第十四节 糖尿病合并肺结核

——黄海教授与您谈

近年来糖尿病和肺结核患病率均不断升高。糖尿病和肺结核之间相互有不良影响：对糖尿病患者肺结核的临床诊断容易造成延误，因为症状表现不典型；对肺结核的治疗也有一定困难，要同时控制糖尿病和治疗肺结核，而且抗结核药物不良反应发生机会较多。黄海教授提请糖尿病患者关注肺结核的防治。

糖尿病合并肺结核的发病情况如何？

自20世纪80年代中期以来，各国结核病疫情呈回升趋势，1989~1991年全球结核病登记例数比1984~1986年增加了28.7%，估计全球约有17亿人曾受结核分枝杆菌感染（简称结核菌），感染的人群中，5%可能在近期内发生结核病，其余95%受感染者中有5%~8%在以后数年到数10年中，会因抵抗力下降而发病。2010年我国进行的结核病流行病学抽样调查显示，肺结核年发病100万例，发病率为78/10万，活动性肺结核患者499例，患病率为459/10万，肺结核年死亡人数5.4万例，死亡率为4.1/10万。糖尿病患者迅速增多，尤其是2型糖尿病，为常见的非感染性疾病。我国糖尿病和肺结核的双重流行令人担忧。一项涉及5405名江苏省丹阳市参与者的研究，观察了5年随访期间糖尿病患者和非糖尿病参与者的肺结核发病情况，发现糖尿病患者的结核发病率（131.1/10万）为一般人群的3倍多（39.2/10万）。2015年一项发表于《柳叶刀·糖尿病与内分泌学》的研究运用动态结核病传播模型分析了13个结核流行负担较重国家糖尿病对结核的潜在作用，结果显示糖尿病发病率下降6.6%~13.8%将使结核病发病率降低加快11.5%~25.2%、死亡率降低加快8.7%~19.4%。因此，控制糖尿病有助于改善结核病的防控。

糖尿病与肺结核如何相互影响？

一方面，糖尿病患者体内糖、蛋白质和脂肪代谢紊乱，造成营养不良，身体抵抗力降低，尤其影响细胞免疫功能，因此容易受结核菌感染，并进一步发展成为活动性肺结核。又因为细胞免疫功能减弱，因此肺结核的发生和发展过程往往表现为急性起病，病情更严重，而且导致病情迁延和治疗效果差。另一方面，肺结核病作为一种长期慢性全身消耗性疾病，对全身的营养状态有很大影响，并可能影响胰腺内分泌功能，加重糖代谢紊乱。因此糖尿病患者并发活动性肺结核时，往往表现为出现血糖值波动，糖尿病不易控制。

肺结核病到底是怎样的疾病，怎样诊断？

肺结核病是呼吸道传染性疾病，由结核分枝杆菌感染致病。肺结核病可以呈慢性发展过程，病变早期可仅仅表现为神疲、乏力、食欲减低、盗汗和午后低热等全身不适症状，女士或可出现月经失调。这些早期症状可能不会引起重视，尤其是已患有糖尿病者，可能将这些症状归因于糖尿病，而忽视进一步检查。肺结核早期最常见的呼吸道症状是咳嗽，由轻微干咳而逐步发展，咳嗽加剧，并出现黏痰或黏液脓性痰。病情较重或有空洞形成时，可以发生不同程度的咯血，由少量痰带血丝到大口咯血。如果病变范围广泛，则可发生胸闷、气促和呼吸困难。如果有咳嗽持续不愈达2周以上，以及伴有低热、乏力等全身症状，建议及时就诊，请医生进一步做检查，包括胸部X线检查和痰液结核菌检查。如果痰液结核菌检查结果阳性（发现结核菌），就可以明确诊断为肺结核病。但是如果经过痰液检查，包括3次涂片和1次培养检查，结果均为阴性（没有发现结核菌），可进行以下检查：①结核菌素皮肤试验。② γ 干扰素释放试验、结核抗体检测。③胸部CT（需与其他疾病鉴别诊断时）。④支气管镜检查（怀疑存在气管、支气管结核或肿瘤者）。⑤气管、支气管黏膜、胸膜、肺组织活体组织检查。

肺结核的诊断和治疗有一定的专科特殊性，为得到及早、正确诊断和有效治疗，如果出现前述的全身和呼吸道症状，建议前往结核病和呼吸专科就诊，以便查明病因，避免误诊误治。

糖尿病合并肺结核时有哪些不典型的临床表现？

糖尿病合并肺结核时，肺结核的全身临床表现可能与糖尿病的表现相混淆。此外，肺结核病的发生发展因受糖尿病的影响，肺结核的临床表现与不合并糖尿病的肺结核临床症状亦可能不尽相同。

糖尿病合并肺结核时，出现下述两种情况应当引起注意。

（1）类似急性肺炎、肺脓肿：肺结核病呈急性起病，而且病情演变迅速。早期常表现突然畏寒、高热、咳嗽、咯痰、外周血白细胞计数轻度增加，胸部X线检查可见肺部大片炎症阴影，因此往往被诊断为"急性肺炎"而住院。但是经用各种抗生素治疗效果均不明显，体温持续不退，甚至继续升高，咳嗽、咯痰加剧，出现多量黏液脓性痰，甚至痰带血丝或咯血。复查胸部X线片可见肺部病灶融合，并形成空洞，因此又被诊断为"肺脓肿"。其实这正是肺结核病灶从渗出性病变迅速发展成干酪坏死病理过程的相应临床表现，临床上亦称为"干酪性肺炎"。这种情况大多数发生于先患有糖尿病，然后并发肺结核，近期由于各种原因糖尿病控制不理想者。糖尿病病情出现反复是糖尿病合并肺结核的最常见发病诱因。在此阶段，肺结核病灶排出结核菌的机会较多，如果及时进行痰液结核菌检查，对确定肺结核的诊断有很大帮助。因此，如果患有糖尿病，最近出现发热、咳嗽等症状，尤其是按照急性细菌性肺炎的诊断治疗效果不理想，应该警惕并发肺结核的可能性。应接受结核病或呼吸专科医师进一步检查，以便及早做出正确诊断和治疗，也减少因为持续排菌，导致结核病向周围传播。

（2）肺结核久治不愈：大多数肺结核病经过正确、有效的抗结核药物治疗，临床症状会迅速消失，病情逐渐好转。但有的结核病患者，虽然没有发热、咳嗽等症状，但肺结核病灶经过较长期治疗仍无好转，甚至病灶范围扩大，或者痰结核菌检查持续阳性，这种肺结核久治不愈的现象固然可能有多种原因，例如所选择的抗结核药物无效（结核菌对该药物发生耐药性），或者未能按照医师的建议规则服药等，但是还应当从体质因素找原因，警惕糖尿病合并肺结核的可能性，这类患者可能事先并不知道患有糖尿病，但是通过医师详细了解病情，并进行诊断糖尿病的各项化验检查，最终发现并确定了糖尿病的诊断。

糖尿病合并肺结核的治疗原则和注意事项是什么？

糖尿病合并肺结核虽然结核病情可能较严重，但是如能及时诊断，有效控制糖尿病和正确使用抗结核药物治疗，仍然可以取得很好的治疗效果，治愈率与一般无合并糖尿病的肺结核相同。肺结核的治疗原则是早期、联合、规律、全程和适量。医生会根据你的具体病情，选择合适的抗结核药物和安排治疗方案。肺结核是慢性病，通常要求6~8个月的药物治疗时间，以便彻底杀灭结核菌，防止复发。联合两种或两种以上抗结核药物治疗，是避免在开始治疗时结核菌对某一种抗结核药物有耐药性，而导致治疗失败的重要措施；亦可以防止在较长治疗过程中结核菌对抗结核药物产生耐药性。在治疗方案确定之后，贯彻执行规律和全程治疗的原则成为确保治疗有效的重要保证。

有的患者在治疗开始阶段十分注意按时、按量服药，但经过1~2个月治疗之后，随着病情好转，各种不适感觉消失，自觉身体状况良好，同时又因工作和生活节奏紧张、繁忙，因此会逐渐出现不规律服药的现象，时常会忘记按时服药，甚或有时想起已有数次漏服药，因此一次多服几片作为补充。这种"三天打鱼、两天晒网"的态度，非但使治疗无效，反而有害。因为如果不按时服药，一方面体内的药物就不能达到有效杀灭结核菌的浓度，体内结核菌对药物产生耐药性，导致治疗失败；另一方面，任意增加一次服药量，不会增加药物的杀菌作用，反而大大增加发生药物不良反应的机会。因此，在肺结核长期治疗过程中，切忌"一曝十寒"的服药方法。此外，有的患者在经过规范的抗结核治疗3~4个月后，自感身体完全恢复，胸部X线检查肺部病灶明显吸收，痰结核菌检查亦多次转为阴性，自认为没有必要再继续服药，甚至顾虑长期用药可能增加药物不良反应的发生机会，因此过早自行停用抗结核药物。这种做法也十分不可取，因为肺结核病灶内存在大量结核菌，按其新陈代谢的特性可分为代谢旺盛菌、缓慢生长菌、休眠状态菌和已死亡菌四组。初期积极药物治疗，固然可以将大部分代谢旺盛菌群予以杀灭，因此病情迅速好转，但是缓慢生长菌和休眠状态菌不易被杀灭，而长期潜伏在病灶内，只有较长期的药物治疗才能逐渐将其全部杀灭。若过早停药，病灶内会潜留较多未被杀灭的结核菌，为以后病情恶化和复发留下祸根，所谓"野火烧不尽，春风吹又生"。为避免长期治疗过程中出现上述不规则治疗现象，世界卫生组织对肺结核的治疗提出"直接督导治疗（DOTS）"的指导意见，即要求在医务人员直接督导下服用所有剂量的药物，以确保实施规律、联合、足量、不间断的全程治疗，减少耐药菌的发生，提高治愈率。

对糖尿病合并肺结核的患者，怎样抗结核治疗？

糖尿病合并肺结核的抗结核治疗方案与一般肺结核治疗方案相同，但可能需适当延长治疗时间，并更加注意药物不良反应的防治。抗结核治疗方案的选择分为初治和复治两大类。初治指：①尚未开始抗结核治疗者。②在进行标准化疗未满疗程者。③不规则化疗未满1个月者。对此，可采用乙氨丁醇+异烟肼+利福平+吡嗪酰胺治疗2个月；然后改用异烟肼+利福平治疗4个月。总疗程为6个月，前2个月为强化治疗期，后4个月作为巩固治疗期。若强化期第2个月末痰涂片仍阳性，强化方案可延长1个月，总疗程6个月不变。对于粟粒性肺结核或结核性胸膜炎上述疗程可适当延长，强化期为3个月，巩固期6~9个月，总疗程9~12个月。对异烟肼高耐药地区，强化期和巩固期可加用链霉素。

复治指：①初治失败者。②规则用药满疗程后又复发。③不规则化疗超过1个月。④慢性排菌者。有多种方案可供选择，例如采用链霉素+异烟肼+利福平+吡嗪酰胺+乙氨丁醇治疗2个月；然后改用异烟肼+利福平+乙胺丁醇治疗6个月，总疗程为8个月。近年来，随着结核病疫情的发展，耐多药即耐异烟肼和利福平两种或两种以上抗结核药物结核菌的发生率增高，造成药物选择的困难，并影响治疗效果。应该进行抗结核菌药敏试验，以调整所用药物。有一些二线抗结核药物用于联合治疗耐药结核菌，如氨基糖苷类（丁胺卡那霉素、卷须霉素）、氟喹诺酮类（氧氟沙星、左氧氟沙星、莫西沙星）、环丝氨酸、利福布丁、乙（丙）硫异烟胺、对氨基水杨酸等。应注意药效和不良反应，需要在医师指导下谨慎使用。

常用抗结核药物可能引起哪些不良反应？

抗结核药物治疗过程中，需注意可能发生的药物不良反应，尤其糖尿病合并肺结核可能使某些不良反应发生机会增多。需要自己注意观察，并随时与医师取得联系，并定期进行检查。

现介绍一些常用抗结核药物可能引起的不良反应，以供参考。①异烟肼——肝炎，周围神经炎，发热，皮疹，癫痫发作（癫痫患者）。②利福平——流感样症状（发热，皮肤潮红，咽痛，流泪，鼻塞），肝炎，肾毒性，血小板计数下降。③吡嗪酰胺——肝炎，高尿酸血症，皮疹，食欲不振。④乙胺丁醇——视神经炎（视力减退、夜盲），胃肠不适。⑤链霉素——耳毒性（耳鸣、失听），前庭功能损害（平衡失调），肾毒性，皮疹等过敏反应。

糖尿病患者如何预防肺结核？

（1）及时诊断和治疗糖尿病：我国高达63%的糖尿病患者不知道自己已经患病，如果出现多饮、多尿、体重下降、乏力、肢体发麻、皮肤瘙痒、视力减退等症状建议尽快就诊，行糖尿病相关检查。

（2）减少感染结核菌危险因素：糖尿病患者需保持合适的血糖水平，注意合理运动，尽量避免糖皮质激素和免疫抑制剂的使用，出现发热、盗汗、咳嗽、咯血等症状时及时就医。

（3）预防性治疗：糖尿病患者如果在胸部X线检查时发现肺结核病，虽经医生判定为无活动性的陈旧结核病灶，亦建议咨询专科医师，考虑做预防性抗结核治疗，如采用异烟肼+乙胺丁醇二药联合治疗，以减少今后复发机会。

怎样加强糖尿病肺结核管理？

（1）加强随访：糖尿病肺结核病多变，药物治疗不良反应发生机会亦较多。建议在治疗过程中自己注意观察症状变化，并密切与医生联系，定期进行胸部X线、痰结核菌、血糖和肝肾功能等检查，以判断病情演变和调整治疗方案。

（2）归口管理：按卫生部有关法规要求，各级医疗单位发现结核病或可疑结核病者，要向当地卫生保健机构报告和登记，并转至结核病防治机构统一管理和治疗，以便得到更专业的治疗指导，提高治疗效果，并更有利于结核病疫情的控制。

第十五节　肥胖与2型糖尿病的新十大热点问题

——邹大进教授与您谈

肥胖与2型糖尿病像一对难兄难弟，常常如影随形，互为因果。著名内分泌学邹大进教授总结了当前肥胖与2型糖尿病的最新十大热点问题，包括肥胖与糖尿病发病率的关系，肥胖、糖尿病带来的共同危害社会和经济负担、肥胖和糖尿病的最新治疗进展等，为您剖解肥胖与糖尿病之间的"恩恩怨怨"。

热点一：肥胖与2型糖尿病互为因果，互相促进

肥胖和2型糖尿病关系密切，最新的中国糖尿病流行病学调查研究，以25≤BMI<30作为超重标准，以BMI≥30作为肥胖标准，结果发现，有15.4%的2型糖尿病患者合并超重，21.1%的2型糖尿病患者合并肥胖，两者之和超过总人数的1/3，以男性腰围≥90cm、女性腰围≥85cm作为腹型肥胖标准，结果显示，接近一半的2型糖尿病患者存在腹型肥胖。肥胖是2型糖尿病自然病程的起源。肥胖先引起胰岛素抵抗，葡萄糖耐量减退进一步损害胰岛功能，多数2型糖尿病的自然病程的发展为：肥胖→葡萄糖耐

量减退→2型糖尿病→难以控制的高血糖→糖尿病并发症→致残及死亡。2型糖尿病发生后，机体糖代谢和脂代谢进一步紊乱，致使血糖升高、血脂升高、脂肪重新分布，也会在一定程度上加重肥胖的程度。由此，肥胖和2型糖尿病形成了互为因果的恶性循环。

热点二：肥胖与2型糖尿病互为帮凶，导致"生命之不能承受之重"

体重增加给糖尿病管理带来了很多问题，体重增加是心血管疾病的危险因素，超重/肥胖与高脂血症、高血压、心脏病及卒中等关系密切，BMI每增加5个单位，冠心病死亡率增加30%，体重增加也增加治疗难度。当超重/肥胖比为3.21时，糖尿病造成的直接经济负担为25.49亿元；超重/肥胖比为1.11时，此项经济负担将上升至43.11亿元。美国医学会（AMA）在2013年承认肥胖是一种疾病。把肥胖作为一种疾病并积极防治是一项具有战略意义的公共卫生举措，能把多种慢性病阻断在萌芽状态，真正达到慢性病"关口"前移，这样才能阻止慢性病"井喷"，最终有利于降低医疗费用。

热点三："坏脂肪"有"毒"，加重2型糖尿病心血管风险

与白种人相比，中国人肥胖程度较轻，而体脂分布趋向于腹腔内积聚，更易形成腹型肥胖。腹部肥胖或称为中心性肥胖更易造成胰岛素抵抗。中心性肥胖是指腰围男性≥90cm、女性≥80cm，主要是由内脏脂肪增多、堆积造成的。内脏脂肪组织具有内分泌功能，它的增多使其分泌的激素水平发生紊乱，从而拮抗了胰岛素的降糖作用；相反，皮下脂肪组织的内分泌功能相对较弱，因而相同体重的肥胖患者，中心性肥胖者的胰岛素抵抗程度比均匀性肥胖者更为严重，也更难以纠正。肥胖还可导致脂肪的存储空间不足，脂肪从脂肪细胞中逃逸与溢出，在非脂肪细胞内的异位沉积，引起"脂肪中毒"或称为"脂毒性"。例如，在胰岛β细胞内沉积，引起β细胞凋亡；沉积于肌肉细胞，抑制胰岛素信号传导，延缓葡萄糖进入肌细胞代谢；沉积于肝脏，引起脂肪肝和肝糖原异生增加。肥胖导致胰岛素抵抗和糖尿病的核心问题是脂肪细胞因子的分泌异常和脂肪的异位沉积。异位脂肪沉积，包括肝脏和心外膜脂肪，可能导致动脉粥样硬化和心脏代谢风险增加。

热点四：糖尿病、肥胖症和癌症的复杂"三角恋"关系

糖尿病越来越被认为与多种癌症发病存在关系，被认为是结直肠癌、胰腺癌、肝癌、胆囊癌、乳腺癌及子宫内膜癌的高危因素。肥胖亦被认为与多种癌症发病存在因果关系，与胆囊、食道、结直肠、子宫内膜、肾脏和绝经后乳腺癌的高风险独立相关。肥胖、2型糖尿病、癌症三者紧密相关，互相影响，肥胖对炎症和内分泌的影响被认为是解释糖尿病和癌症之间关系的主要机制，对糖尿病患者癌症风险进行评估的研究必须考虑到肥胖是潜在危险的中介因素。

热点五：青少年肥胖与糖尿病，不容小觑的"后备军"

中国是儿童、青少年超重和肥胖人数最多的国家，约3496万，2014年中国大陆学生体质与健康调研结果显示，7~18岁男生超重和肥胖的检出率分别为29.7%和18.8%，同龄女生超重和肥胖的检出率分别为18.9%和10.3%。1985年至2014年，我国7岁以上学龄儿童超重率由2.1%增长至12.2%，肥胖率由0.5%增长至7.3%，人数从615万增加至3496万。儿童、青少年肥胖的全球流行现状不容乐观，中国已经成为儿童、青少年超重和肥胖人数最多的国家。儿童、青少年时期肥胖能预测成人期肥胖，合并心血管危险因素比例高，并与成年后心血管死亡和全因死亡风险增加相关。许多父母有意无意地娇惯、迁就、溺爱自己的孩子，生怕自家的小孩吃不好，有什么好东西都塞给孩子吃，再加上现在出门有车，孩子运动的时间也相对变少了。各种原因导致现在的小胖子越来越多，而肥胖是糖尿病的高发危险因素，如果从小饮食不当，又缺乏运动，这样很容易就变成了糖尿病的"后备军"。

热点六：肥胖症合并2型糖尿病对治疗提出了挑战，双管齐下不可少

肥胖2型糖尿病对目前的诊疗策略提出了挑战：肥胖患者需严格糖尿病筛查，诊断后治疗要个体化，既要降糖以免大血管及微血管并发症的发生，又要兼顾体重变化，并避免与肥胖紧密相关的高血压、冠心病、高血脂、卒中及某些肿瘤的发生。2型糖尿病合并肥胖患者的管理应降糖、减重双管齐下，综合评估患者血糖和肥胖程度，根据HbA1c、BMI、腰围制定管理策略。在控制血糖的基础上，对于超重患者应尽量使腰围达标，BMI降至$24kg/m^2$以下；超重且腰围超标患者至少减重3%~5%；对于HbA1c已控制在7%以下的患者维持目前降糖方案，HbA1c在7%以上的患者，在减重的同时调整降糖方案。

热点七：可减轻体重并降低血糖的"吃法"

饮食控制和运动锻炼是肥胖糖尿病治疗的基石。在目前风靡全球的几种饮食方式中，生酮饮食和间歇性禁食因其在减重方面的效果而备受人们青睐。然而，不健康的减重等同于"耍流氓"。很多人在选择时往往很困惑，这些"反常"的饮食方式对健康是否"友好"呢？最近，《The American Journal of Medicine》发布的一篇综述文章从心血管疾病方面对生酮饮食和间歇性禁食相关的研究进行了全面、系统的回顾，发现这两种饮食方式不仅能够在短期内帮助人们减重，而且似乎有益于心血管健康。研究人员从肥胖、脂质代谢、血压、糖尿病等与心血管疾病风险相关的因素方面对生酮饮食及间歇性禁食进行了评析，揭示了二者在预防甚至逆转心血管疾病方面的功效。当然，仍需要进行更好的控制和长期研究，以完全确定这两种饮食方式在减轻代谢综合征影响方面的作用，并进一步明确其有效性和安全性。也有不同学者的声音表示，低碳高动物蛋白和脂肪的饮食法在北美和欧洲受到追捧，但根据数据显示，这种饮食方法在总体上会缩短寿命，不应受到鼓励。如果一个人想要低碳饮食，可以选择用植物蛋白和脂肪来代替碳水化合物，这样会让人"更健康地衰老"。研究人员认为，西方的低碳饮食法通常会导致人们减少蔬菜、水果、谷物的摄入，增加动物脂肪和蛋白质的摄入，这可能会导致体内的炎症和衰老。所以，在考虑选择哪一种饮食方式时，建议大家还是要先和临床医生进行沟通，根据自身健康状况选择更适合自己的方法。

热点八：可减轻体重的降糖药物

★二甲双胍：二甲双胍的使用剂量需根据患者BMI调整。BMI<$28\ kg/m^2$的患者可用2.0g/d剂量；BMI在$28\sim32kg/m^2$时采用2.5g/d；BMI>$32kg/m^2$时，剂量可升至3.0g/d。二甲双胍可与多种降糖药联合应用，以抵消这些药物带来的体重副作用。

★GLP-1受体激动剂：在二甲双胍和/或磺脲治疗的2型糖尿病患者中使用胰高血糖素样肽-1（GLP-1）受体激动剂持续30周后，HbA1c降低达0.8%~1.0%。在一项长期随访的研究中，可降低体重达5.8kg。

★SGLT-2抑制剂：钠-葡萄糖共转运蛋白2（SGLT-2）抑制剂是一类新型口服降糖药物，具有非胰岛素依赖的独特降糖机制，且具有降低体重、血压、尿酸及心血管肾脏事件风险等额外获益。全球范围内安慰剂对照III期临床研究中，SGLT-2抑制剂应用使体重下降范围为1.5~3.5kg，同时伴BMI和腰围下降。目前认为其减重作用与内脏脂肪减少有关，体液减少仅在治疗早期的体重下降中有一定作用。

热点九：菌群与肥胖及糖尿病之间神秘的联系

肠道菌群最早被发现与代谢疾病有关的就是在肥胖方面。突破性的发现是缺乏肠道菌群的成年啮齿类动物（无菌鼠）可抵御高脂饮食诱导的肥胖和血糖升高。高脂饮食可能至少部分通过改变了在胃肠道中定殖的菌群的组成和功能而引起肥胖糖尿病，其机制可能是由于高脂饮食诱导肠道菌群改变，从而使能量摄取增加、肠渗透性和全身性炎症提高，同时降低了可抑制肥胖的短链脂肪酸的生成能力，"肥胖相关菌群"还可能通过增加全身炎症、神经小胶质细胞活化和影响迷走神经活性间接影响下丘脑基因表达，以促进过量饮食，靶向肠道菌治疗肥胖糖尿病包括益生菌、益生元、药物、手术和粪菌移植等方法。

热点十：肥胖糖尿病的手术治疗

代谢手术作为新兴的治疗手段，在病态肥胖和肥胖糖尿病及其他代谢异常的治疗方面已显示了其独特的优势。越来越多的临床证据表明，代谢手术治疗肥胖糖尿病较非手术治疗在血糖控制和并发症的预防方面具有绝对的优势。目前常用的手术方式主要包括袖状胃切除术、胃旁路术、可调节胃束带术、胆胰旁路术与胃旁路术相比，袖状胃切除术具有相似的减重效果、较低的并发症发生率和较低的营养不良发生率，目前已成为最主要的减重代谢手术术式。目前认为，单纯肥胖患者积极推荐行减重代谢手术的 BMI 的标准为 ≥ 37.5kg/m^2，对于合并糖尿病的患者，若 BMI ≥ 32.5kg/m^2 则积极推荐手术治疗。手术的目的和预后应关注并发症和代谢异常的缓解而不是单纯追求体重的减少。不同的手术方式对血糖改善结果的差异较大，糖尿病缓解率从可调节胃束带术的 48% 到胃旁路术的 84%，而胆胰旁路术的糖尿病缓解率则可高达 99%。另外根据一些观察性、回顾性和随机临床试验的数据，减重代谢手术术后 5 年糖尿病再发率为 3%~30% 不等，因此，减重代谢手术并不能使所有的糖尿病患者得到长期缓解。减重代谢术后糖尿病复发可能与糖尿病的进展、个体差异以及手术方式有关，但目前尚未发现影响减重代谢术后糖尿病患者复发的确切因素，是否与糖尿病病程相关还需要后续进一步的研究。

第六章　特殊糖尿病人群的防治

第一节　儿童期糖尿病

——沈水仙、罗飞宏教授与您谈

随着近年我国经济水平的快速提高，人口的迁移，生活方式的变化等，我们儿童期糖尿病的发病率也在快速增高。由于儿童期糖尿病起病早，早期症状不典型，容易漏诊甚至误诊误治，导致酮症酸中毒等严重后果，因此，科学认识、早期识别十分关键。那么，儿童期糖尿病有何特征？该如何防治呢？当代儿童内分泌遗传代谢疾病专家沈水仙、罗飞宏教授提请大家关注儿童糖尿病的防治。

儿童也会患糖尿病吗？

一般人认为糖尿病是成年人的"专利"，但实际上儿童，甚至刚生下来的新生儿也会患糖尿病，目前儿童糖尿病有1型、2型和特殊类型糖尿病三种。随着基因诊断技术的发展，近年来发现越来越多的孩子患有基因缺陷引起的单基因糖尿病。我们通过长达15年的儿童糖尿病资料分析发现，上海儿童1型糖尿病总体标准化发病率为3.25/100000，15年间，年平均发病率增幅为13.5%，男性年均增幅（15.4%）高于女性（11.8%），增幅最快的年龄组为0~4岁组女童，年均增幅20.8%，5~9岁组男童年均增幅19.7%，总体增幅是世界平均增幅的3倍左右。这个发现与浙江省的调查类似，提示我国儿童糖尿病发病率正处于快速增加、发病年龄低龄化阶段。

儿童糖尿病的病因是什么？

儿童糖尿病90%为1型糖尿病，1型糖尿病的孩子在遗传上存在缺陷（有易感基因），导致这些孩子在面临外界因素的侵袭或干扰时会导致自身异常的免疫反应，破坏了胰岛细胞，导致糖尿病的发生。这些外界因素可以是病毒感染，如腮腺炎病毒、柯萨奇病毒、EB病毒、风疹病毒、水痘病毒甚至麻疹病毒等，也可以是食物比如牛奶，也可以是细菌和药物等。

国外报道，小婴儿出生后人工喂养（即喝牛奶）的孩子易患糖尿病，因牛奶中的α-酪蛋白、β-酪蛋白、乳球蛋白等均可引起自身免疫反应，导致胰岛β细胞破坏而患病。多数1型糖尿病的病因未明，尚待深入研究。

儿童2型糖尿病多与肥胖和遗传相关，80%以上的儿童2型糖尿病患者存在糖尿病家族史。据我们对肥胖儿童、青少年的检查表明，肥胖儿童有2型糖尿病者占3.8%，糖耐量异常者（糖尿病前期状态）占5.7%，发病率远高于1型糖尿病。

有些孩子是单个基因突变引起糖尿病，称为单基因糖尿病，目前已经有技术可以检查出来。

儿童糖尿病有哪些症状？

儿童1型糖尿病通常有典型的多尿、多饮、多食和体重减轻的症状，婴儿多尿、多饮不易被发觉，容易发生脱水和酸中毒。年幼儿童因夜尿增多可发生遗尿。部分患儿消瘦伴疲乏、精神萎靡，可有腹痛、恶心、呕吐和便秘。酮症酸中毒时可有呼吸困难、气促，呼出的气体有烂苹果味（酮味），严重酸中毒时出现嗜睡、昏迷、抽搐。患糖尿病的孩子如果不及时治疗往往容易出现酮症酸中毒而危及生命。

糖尿病儿童容易得各种感染，如皮肤疖肿、感冒、支气管炎和泌尿道感染等。如果血糖控制不良或治疗不当，不仅影响生长发育，还可引起许多慢性并发症，如糖尿病肾病、眼病、心脏病和神经病变等。西方发达国家如美国慢性肾功能不全的患者中有近50%是由糖尿病引起的。2型糖尿病儿童起病时多饮、多尿症状可能不如1型糖尿病那么明显，但通常肥胖，有黑棘皮，病程中逐渐出现消瘦的现象，也可以发生酮症酸中毒。

单基因糖尿病发病特点部分类似1型糖尿病但抗体阴性，部分伴有其他脏器异常如听力、视力、内脏如肾脏等发育异常。

儿童糖尿病如何治疗？

目前儿童1型糖尿病仍以胰岛素治疗为主，根据我们的经验和国外一系列的研究表明，儿童、青少年糖尿病患者必须坚持个体化的治疗原则，初发病者经治疗血糖正常后可进入缓解期，每天所需的胰岛素剂量较小。长病程者或青春发育期患者则每天需注射3~4次胰岛素强化治疗。研究表明，强化治疗可使糖尿病并发症发生率降低50%以上。对于餐后血糖高、容易出现低血糖者则可以应用超短效胰岛素，而经强化治疗仍难以将血糖控制在理想范围的患者，采用胰岛素泵治疗是最好的选择。

2型糖尿病原则上还是以饮食控制、运动等生活方式干预为主，但通常需要药物如二甲双胍治疗。

单基因糖尿病根据病因不同治疗方法不同，如FoxP3基因缺陷可以采用干细胞移植治疗，ABCC8基因缺陷可以口服格列本脲，超过80%的此类患儿可以避免打针的痛苦。

糖尿病儿童的饮食有什么特殊要求吗？

除应用胰岛素外，进行饮食控制也很重要，饮食治疗必须与胰岛素治疗同步进行。患儿可根据热卡计算安排饮食，每天总热卡（kcal）=1000+[实足年龄×（70~100）]。

糖类（原称碳水化合物）占55%~60%，蛋白质占10%~20%，脂肪占30%。总热卡分三大餐和三小餐（餐间点心和睡前点心），但一般较难确定个体的能量需求，尤其是处于生长高峰的儿童，他们体育活动量各不相同。可以根据个人的口味和家庭习惯安排饮食，不吃甜食，不使体重超标就可以了。

儿童糖尿病还有其他治疗措施吗？

常规测血糖、运动治疗和心理治疗均是糖尿病治疗的综合措施。糖尿病患儿每天应有0.5~1个小时的运动，如球类运动、游泳、跳绳等。应避免攀高和潜水，因攀高和潜水时如发生低血糖则有危险性。运动前可减少胰岛素用量或加餐以避免低血糖。对糖尿病儿童进行心理治疗非常重要，在教会他们自我治疗所必需的知识和技能后，应让他们了解精神情绪、社会环境、家庭因素皆影响病情，患儿和家长均应树立战胜疾病的信心。只有良好控制血糖，延缓并发症的发生，儿童糖尿病患者和健康儿童一样能长大成才。

糖尿病是慢性病，目前尚不能根治，但国内外对此病研究很多，如胰腺移植、胰岛 β 细胞移植、基因治疗等研究，我深信将来能根治糖尿病。

儿童糖尿病能预防吗？

儿童自幼应养成良好的生活习惯，不要暴饮暴食，以减轻胰腺的负担。饮食应粗细搭配、荤素搭配，避免体重超重和肥胖。小儿出生8个月内最好母乳喂养。平时尽量减少病毒感染机会。有糖尿病家族史的小孩可以检查是否存在糖尿病易感基因，肥胖儿童应定期检查血糖、尿糖。如果有多饮、多尿、多食或遗尿现象，应查尿糖是否阳性，以便及早发现糖尿病，及早治疗。对发生昏迷的儿童一定要查血糖，以排除糖尿病酮症酸中毒引起的昏迷。

第二节　儿童肥胖与2型糖尿病

——朱逞教授与您谈

肥胖已成为全球的一种流行病，是一种身体内脂肪过度蓄积以致威胁健康的慢性疾病。近20余年，随着人民物质生活条件的不断改善，我国肥胖的发病率呈现明显上升趋势，特别是儿童肥胖已成为21世纪儿童的重要健康问题。据了解，北京城区在校中小学生的肥胖检出率已高达20%左右，应引起全社会的极大关注。那种认为"肥胖不是病"的旧观念应当更新。为了更多地了解儿童肥胖和糖尿病的关系，我们请著名儿童糖尿病专家朱逞主任医师给大家解答。

肥胖是疾病吗，肥胖的病因是什么？

肥胖是一种疾病，这是肯定的。至于肥胖的病因，目前尚未完全澄清。

一般认为肥胖是一种多种因素交互作用引起的疾病，既有遗传倾向，又与环境喂养及神经内分泌因素有关。环境因素中，不健康的生活方式，主要是高热量膳食和体力活动的减少，导致能量摄入和消耗之间的不平衡是产生肥胖的主要原因。

肥胖的标准是什么呢？

肥胖的标准，以体重计算比较简单直观，即以体重超过按身长计算的同年龄、同性别健康小儿标准体重的20%为肥胖。超出标准体重的20%~29%为轻度肥胖，超过30%~49%为中度肥胖，超过50%为重度肥胖。目前世界卫生组织推荐采用体重指数（BMI）的计算方法，即用体重（kg）/身高（m^2）来计算。一般成人以BMI=23作为超重的BMI临界点。但目前尚缺乏统一的儿童肥胖的BMI诊断标准。

肥胖有没有发病的特定年龄？

肥胖可发生在任何年龄，更易发生在出生后1岁以内、4~5岁及青春期。

肥胖对儿童健康有无危害，有什么危害？

可简单用一句话概括，即：肥胖是健康的杀手。儿童长期肥胖，发生肥胖相关性疾病的相对风险明显增加，在成人常见的高血压、高脂血症、脂肪肝、糖耐量异常、胰岛素抵抗、2型糖尿病、阻塞性睡眠呼吸暂停等疾病同样可以在儿童和青少年期发生。由于这些危害不是短期内发生的，故常未引起足够的重视。此外，肥胖对儿童、青少年心理的不良影响也不容忽视。疾病所带来的精神压力、心理冲突都将对日后儿童个性、性格、潜能发育、人际交往等产生深远的影响。

肥胖儿童也能发生2型糖尿病吗？

答案是肯定的，儿童肥胖易诱发2型糖尿病。肥胖是2型糖尿病最重要的危险因子，肥胖持续的时间越长，演变为2型糖尿病的风险越高。肥胖越严重，糖尿病患病率越高。中度肥胖者糖尿病患病率是正常体重的5倍，重度肥胖糖尿病患病率为正常体重的10~21倍。2型糖尿病的发生率随着肥胖的快速增加，呈现相一致的上升趋势。自2002年以来，我院内分泌科确诊的儿童2型糖尿病已有50例。我们在20世纪80年代中期研究发现，肥胖儿童存在高胰岛素血症及胰岛素抵抗现象，同时部分肥胖儿童已开始出现糖耐量受损。

作为家长，怎样才能知道孩子是否患了2型糖尿病呢？

我们近期的一项观察提示，肥胖儿童伴黑棘皮病者其葡萄糖耐量减退的发生率是不伴黑棘皮病者的5.56倍，因此，中、重度肥胖儿童若在颈部、腋下、腹股沟等皮肤皱褶处出现黑棘皮改变（好似皮肤未洗干净），特别是有高血压、糖尿病、冠心病等家族史者，应及时或定期到专科医院检查。葡萄糖耐量减退者实际上已处于发展为糖尿病的十字路口，也可以说是最后关口，如能在医生指导下积极控制体重，多数人可以不发展为糖尿病，否则极易进展为2型糖尿病。

肥胖儿童在生活上应注意些什么？

首先，在饮食上，应给予适当的平衡饮食，饮食管理在限制热能基础上，使蛋白质、脂肪、碳水化合物配比适宜，无机盐、维生素供给充分，以满足儿童基本营养及生长发育的需要。合理选择食物，鼓励食用新鲜水果、蔬菜和粗粮，既注意营养成分又具饱足感。应避免食用高脂肪食物，如花生、瓜子等坚果类食物和甜点心、饮料等。注意烹调多用煮、炖、凉拌方法，以清淡为主。

其次，应根据不同年龄和条件选择适宜的运动，循序渐进，有规律地进行，把运动变为日常生活中的一个重要内容，持之以恒方可奏效。鼓励患儿每天进行锻炼，如散步、慢跑、步行上楼梯、以步代车等活动，以每天运动1小时，平均消耗热量约为350kcal为宜。此外，鼓励年长儿童坚持膳食记录，发挥其主观能动性，建立良好饮食习惯及坚持治疗的决心和信心。家庭的关心鼓励、控制好饮食环境都是十分重要的环节。儿童肥胖的治疗不主张应用减肥药物。

早期发现肥胖儿童高胰岛素血症和胰岛素抵抗并对其进行干预，可预防及延缓儿童2型糖尿病的发生和发展，说到底就是要从积极防治儿童肥胖病做起。治疗目的不仅仅是控制体重，更重要的是培养良好的饮食和运动习惯，建立健康的生活方式。这将会使患儿受益终身。

第三节　妊娠糖尿病

——石勇铨教授与您谈

妊娠是一个特殊的生理时期，在这个时期的任何疾病对于母婴健康都甚为关键，妊娠糖尿病就是其中最重要的疾病之一。那么，妊娠期糖尿病是怎么发生的？对母婴有何影响？该如何防治呢？围绕着这些问题，当代内分泌专家石勇铨教授做了全面、系统的阐述。

什么是妊娠糖尿病？

妊娠糖尿病是指妇女在妊娠期发生或发现的糖尿病。1979年世界卫生组织（WHO）将其列为糖尿病的一个独立类型，但是妊娠糖尿病的概念一直受到众多专家的质疑和争论。2018年，中华糖尿病学会对于妊娠糖尿病的概念进行了澄清：所有孕期高血糖称为孕期糖尿病状态，包括3种情况，即妊娠期糖尿病（GDM）、妊娠期显性糖尿病（ODM）和孕前糖尿病（PGDM）。具体定义如下。

（1）妊娠期糖尿病（GDM）：妊娠期间发生的不同程度的糖代谢异常，但血糖未达到显性糖尿病的水平。孕期任何时间行75g OGTT，5.1mmol/L≤空腹血糖<7.0mmol/L，OGTT 1 h血糖≥10.0mmol/L，8.5mmol/L≤OGTT2h血糖<11.1mmol/L，上述血糖值之一达标即诊断GDM。

（2）妊娠期显性糖尿病（ODM）：孕期任何时间达到非孕人群糖尿病诊断标准：空腹血糖≥7.0mmol/L或糖负荷后2h血糖≥11.1mmol/L或随机血糖≥11.1mmol/L。

（3）孕前糖尿病（PGDM）：孕前确诊的1型、2型或特殊类型糖尿病。

妊娠糖尿病对母婴有什么危害呢？

妊娠早期（孕前3个月）的胚胎生长在这样不利的环境内，易发育异常而发生畸形，其畸形发生率为6%~10%，为正常妇女的3倍以上，也常易发生流产、早产，妊娠中、晚期亦有可能发生胎死宫内。

（1）巨大胎儿：糖尿病孕妇的胎儿，在子宫内必然接受来自母体的高血糖，也会造成血糖高，而胎儿血糖高能刺激胎儿胰腺内胰岛 β 细胞分泌较多量的胰岛素，以增加血糖的利用与储存，从而促使胎儿体重增长过快而易形成巨大胎儿。这种胎儿出生后，一旦离开母体血液的供给，其血中高胰岛素又很容易促使其发生低血糖。体内心、脑、肝、肾重要脏器，因缺乏营养引起功能紊乱会发生低血糖休克甚至死亡。另外，糖尿病孕妇所生的婴儿，外观虽然胖大，但体质差，各脏器成熟较差，尤其是肺脏要比正常胎儿的肺成熟晚2~3周，所以即使是满37~38周的足月新生儿，仍有可能发生肺不成熟，肺内氧气交换障碍以致出生后发生窒息，表现为青紫、呼吸困难、体内缺氧（一般称呼吸窘迫综合征，肺透明膜病），亦是新生儿死亡的原因之一。

（2）胎儿宫内发育受限：主要多见于糖尿病患者合并妊娠已有血管病变者，胎盘血管发育受到影响，导致宫内胎儿供血不足，营养与氧气缺乏，致胎儿发育受影响，出生后会比相当孕月的婴儿平均体重低或有畸形。

（3）妊娠期高血压疾病（过去称妊娠高血压综合征）：妊娠糖尿病没能及时发现及未控制理想者，妊娠期高血压疾病（即孕妇血压高，尿中出现蛋白）发生率高；糖尿病合并妊娠，孕妇已有血管病变者亦易发生妊娠期高血压疾病。一旦发生妊娠期高血压疾病，对母婴均有生命危险，胎儿预后较差。

（4）早产：多见于原有糖尿病合并妊娠者，其早产率比正常孕妇要高，部分是因为合并症（如妊娠期高血压综合征、酮症酸中毒等）而必须终止妊娠成为早产。

（5）糖尿病孕妇也易合并羊水过多及感染（如皮肤长疖子、泌尿系感染及霉菌性阴道炎等）。

妊娠期糖尿病的临床表现有哪些？

妊娠糖尿病的孕妇大多数无任何特殊不适，即使发生一些多食、多饮、多尿现象，孕妇亦往往会认为腹内孕育胎儿所致，故容易忽视。如不及时检查发现，待有妊娠期高血压疾病、羊水过多、胎儿大于孕月、泌尿系感染及霉菌性阴道炎等合并症时再检查血糖，糖尿病对母婴已造成一定的影响与危害。

女性糖尿病患者孕前需要做哪些准备？

孕前管理是女性糖尿病患者必须要做好的准备工作，主要包括以下。

（1）孕前咨询：回顾病史，评估血糖、血压、心电图、眼底、肝肾功能等以及慢性并发症情况。

（2）孕前药物调整：停用二甲双胍以外的降糖药，及时改用胰岛素；降压药物停用ACEI、ARB、β受体阻滞剂和利尿剂，改为拉贝洛尔或二氢吡啶类钙拮抗剂；调脂药物停用他汀类及贝特类药物；鼓励孕前服用叶酸。

（3）加强血糖管理：在不出现低血糖的前提下，空腹和餐后血糖尽可能接近正常；建议在HbA1c<6.5%时妊娠；应用胰岛素治疗者可控制HbA1c<7.0%，餐前血糖3.9~6.5mmol/L，餐后血糖<8.5mmol/L。

怎样早期发现、早期诊断妊娠糖尿病？

由于妊娠糖尿病孕妇往往无特殊不适，故目前在医院门诊围产保健工作中，对孕妇均进行常规的糖尿病筛查，尤其是有高危因素、容易发生妊娠糖尿病的孕妇，均应在首次产前检查时即做相关的筛查。高危因素包括：有GDM史，巨大儿分娩史，肥胖，患有多囊卵巢综合征，一级亲属糖尿病家族史，早孕期空腹尿糖阳性，无明显原因的多次自然流产史、胎儿畸形史及死胎史，新生儿呼吸窘迫综合征分娩史。

对有以上高危因素的孕妇，第一次产检即应筛查血糖。

（1）如空腹血糖≥7.0mmol/L和（或）随机血糖≥11.1mmol/L，或75gOGTT2h血糖≥11.1mmol/L，无"三多一少"症状者不同日重复测定，可诊断妊娠期显性糖尿病。

（2）第一次产检血糖正常者，于孕24~28周行75gOGTT。

（3）必要时孕晚期再次评价。

非高危患者也要常规检查糖代谢情况，未曾评价血糖的孕妇于妊娠24~28周进行75gOGTT评价糖代谢状态。

目前对妊娠糖尿病的管理主要有哪些措施？

妊娠糖尿病一旦确诊后，需要积极做好以下管理措施。

（1）饮食和运动指导：少量多餐，鼓励运动，每次运动时间小于45min。大多数妊娠糖尿病孕妇，仅仅合理的限制饮食即能控制血糖到正常范围，但因孕妇要供给胎儿生长发育所需要的营养，因此对饮食控制与未怀孕的糖尿病患者不完全相同。

（2）加强监测：自我血糖监测是孕期糖尿病患者主要监测手段，血糖控制稳定或不需要胰岛素治疗者，每周至少测定一次全天4点血糖。对于血糖控制欠佳的孕前糖尿病患者，尤其是1型糖尿病患者，则有必要定期进行持续血糖监测。

（3）血压监测：收缩压≥140mmHg和（或）舒张压≥90mmHg时可考虑药物治疗，收缩压≥160mmHg和（或）舒张压≥110mmHg时，必须药物治疗。常用降压药包括拉贝洛尔、二氢吡啶类钙离子拮抗剂、α受体阻滞剂酚妥拉明，不推荐使用ACEI和ARB类。

（4）体重管理：监测体重变化，保证合理的体重增长。

（5）降糖治疗：如果妊娠糖尿病孕妇在进行饮食控制及适当运动治疗后，不能有效地控制血糖至目标值，就必须注射胰岛素治疗。胰岛素可快速有效地使血糖下降，且胰岛素不会通过胎盘，对胎儿无不良作用。绝大多数妊娠糖尿病孕妇在孕期由医生指导进行胰岛素治疗后，血糖控制满意，对母婴健康均有利。目前不推荐口服药物用于治疗孕期糖尿病。

（6）血糖控制目标：空腹血糖<5.3mmol/L，餐后2h血糖<6.7mmol/L。必须避免低血糖：孕期血糖<4.0mmol/L为血糖偏低，需调整治疗方案，血糖<3.0mmol/L必须给予即刻处理。

如何预防妊娠糖尿病？

首先，妊娠后应该注意饮食，要营养丰富，但所需热量足够就可以，不要进食过量，更不要吃太多的甜点甜食。其次，适当运动。再次，控制体重适当地增长，整个妊娠期体重增长不要超过12.5kg。妊娠晚期应控制体重，平均每周增长0.5kg即可。最后，对有糖尿病高危因素者，更应该在孕早期就筛查有无糖尿病；孕早期筛查正常者，孕中晚期需再次筛查。

第四节　老年糖尿病

——孙皎教授与您谈

糖尿病是一种与增龄相关的疾病，伴随着年龄的增加，其患病率显著上升。老年糖尿病可影响其他老年病的发展、诊断和治疗，其他老年病的存在亦可影响老年糖尿病的诊治。与非老年糖尿病患者相比，老年糖尿病患者心、脑、肾并发症多，老龄相关的多器官功能损害常见，低血糖易感性增高，低血糖所致脑损害易发生，且病情严重。华东医院内分泌科主任孙皎教授与您谈怎样防治老年糖尿病及其并发症。

老年糖尿病的发病情况如何？

随着社会经济发展和人类寿命延长，现今老龄化日趋严重。2019年底国家统计局发布数据显示，我国60岁及以上人口约2.54亿，占总人口的18.1%，其中65岁及以上人口约1.76亿，占比为12.6%。其中糖尿病随着年龄增加，患病率显著上升。根据国际糖尿病联盟（International Diabetes Federation，IDF）2019年糖尿病地图显示，全世界糖尿病患病率在20~24岁人群中为1.4%，而在65~99岁人群中为19.3%。2013年我国进行的全国范围流行病学调查结果提示，我国60岁以上人群糖尿病患病率为20.9%，约为总体成年人的两倍，估算大约有5000万的老年糖尿病患者，而60岁以上人群中糖尿病前期的比例更是高达45.8%。下表（表9）表明我国糖尿病患病率逐年增长。

表9　我国历年普查糖尿病患病率情况

普查年度	糖尿病患病率（%）		普查人群	普查方法	诊断标准
	总体人群	≥60岁人群			
1980	0.67	4.3	30万，全人群	尿糖+馒头餐2hPG筛选	兰州标准
1986	1.04	—	10万，26~64岁	馒头餐2hPG筛选+OGTT	WHO标准1985
1994	2.28	7.11	21万，25~64岁	馒头餐2hPG筛选+OGTT	WHO标准1985
2002	城市4.50；农村1.80	6.8	10万，≥18岁	空腹血糖筛选+OGTT	WHO标准1999
2007~2008	9.7	20.4	4.6万，≥20岁	OGTT一步法	WHO标准1999
2010	11.6	22.86	9.9万，≥18岁	OGTT一步法	WHO标准1999+HbA1c
2016	10.9	20.9	17万，≥18岁	OGTT一步法	WHO标准1999+HbA1c

国外糖尿病患病形势同样严峻。在美国，70~74岁，75~79岁，80~84岁和≥85岁年龄组患病率分别是20%、21.1%、20.2%、17.3%。DECODE STUDY分析来自欧洲9个国家的数据报告，<60岁的2型糖尿病患病率<10%，60~79岁2型糖尿病的患病率为10%~20%。这与在11个亚洲团队中的DECODE STUDY的发现相似。在澳大利亚，在25~34年龄组，诊断率为0.2%，未确诊率为0.1%，65~74岁年龄组则增加至9.4%和8.5%，而大于75岁年龄组的比例为10.9%和12.1%。

怎样诊断老年糖尿病？

老年糖尿病是指年龄>60岁的糖尿病患者（西方国家>65岁），包括60岁以前发生糖尿病而病情延续至60岁以后者和60岁以后新诊断的糖尿病患者。老年糖尿病的诊断采用1997年美国糖尿病协会（American Diabetes Association，ADA）确定的标准，即：空腹静脉血浆葡萄糖≥7.0mmol/L，或行OGTT后2小时或随机血糖≥11.1mmol/L，排除应激状态后可确诊为糖尿病。老年糖尿病分为1型糖尿病、2型糖尿病和特殊类型糖尿病。由于老年人无妊娠问题，因而不存在妊娠糖尿病的分类。目前90%以上的老年糖尿病为2型糖尿病。随着1型糖尿病患者管理手段和预后的改善、生存期延长，老年1型糖尿病患者也逐渐成为不容忽视的患者群体。

60岁前诊断的老年糖尿病患者糖尿病病程较长，合并糖尿病慢性并发症及合并症的比例高。60岁以后新发糖尿病患者症状多不典型，血糖相对易于控制，存在糖尿病并发症的比例相对较低，但合并多代谢异常及脏器功能受损情况多见。

老年糖尿病有哪些临床表现？

老年糖尿病患者的临床表现常不典型，一般没有多饮、多尿、多食和体重减轻这些典型的"三多一少"症状，常表现为一些非特异性症状和体征，如容易疲劳、乏力、恶心、食欲不振、睡眠习惯改变以及外阴瘙痒、阳痿等，而误认为是正常衰老或其他系统疾病。患者常有情绪变化、记忆差、抑郁和痛阈下降的表现。部分老年糖尿病患者因体重减轻、消瘦、无力，常被误认为是恶性肿瘤的表现，增加了诊断的难度，易误诊或漏诊。据统计，老年糖尿病典型症状发生率仅占全部病例的20%~40%，约50%的患者因临床表现不典型而于发病后长期得不到及时诊治。部分患者在诊断糖尿病时，糖尿病并发症如视力下降或丧失、神经系统异常、肾病、冠心病、充血性心力衰竭、周围血管病、间歇性跛行及脑血管病常已存在。由于老年人常有多种病理损害，使诊断进一步复杂化。

老年糖尿病的特点如何？

（1）多代谢异常合并存在：老年糖尿病和糖尿病前期阶段，许多患者就存在着多种代谢异常表现，如代谢综合征，包括肥胖、高血压、高甘油三酯血症、高低密度脂蛋白血症、高胰岛素血症、葡萄糖耐量减退和大血管的病理改变如冠状动脉粥样硬化、脑动脉硬化等，部分可同时罹患肿瘤或其他伴随疾病。

（2）起病隐匿：症状不明显，易漏诊。老年人肾小球滤过率下降，糖肾阈值可高达11.1mmol/L，尿糖常呈阴性，不能排除糖尿病。患者常因糖尿病并发症首诊于非糖尿病专科，如因视力减退首诊于眼科，因高血压、冠心病首诊于心内科，因肾病及反复尿路感染首诊治于肾内科，因下肢溃疡坏疽首诊治于外科，因外阴瘙痒首诊治于妇科等。患者常在发生了各种并发症以后或因其他系统疾病到医院做常规检查时方被发现。

（3）以餐后高血糖为主：DECODE研究结果显示，随着年龄增加，糖尿病前期与糖尿病的患病率明显增加。1998~2001年中国上海地区随机抽取5628名20~94岁的成年人进行血糖调查显示，随着年龄增加，餐后血糖升高的比例高于单纯空腹血糖升高的比例，而这种现象在老年人群中更为明显，这在2007年和2010年大规模的中国糖尿病患病率调查中也得到了类似的结论，即餐后血糖升高要早于空腹血糖升高。

（4）易发生低血糖：老年人的基础代谢率较低，分解代谢大于合成代谢，各脏器的功能逐渐衰退（尤其是肝肾功能减退），加上由于多种诱发因素的存在，如饮食不规律、缺乏自我血糖监测、多重用药及多种合并症等，更加大了发生低血糖的风险。老年人低血糖症状多不典型，较多见的是非特异性神经、精神症状，可表现为烦躁不安、精神行为异常、癫痫样发作以及眩晕、定向障碍、跌倒或突发行为改变。老年人对低血糖的反应性差使得上述低血糖症状不明显，容易被忽视，从而导致严重低血糖的发生。反复严重的低血糖会加剧糖尿病患者神经认知功能障碍的程度，增加痴呆的风险，甚至诱发严重心脑血管事件。

（5）血糖控制不理想，并发症多，死亡率高：老年人器官老化，免疫功能下降，心脑血管及各种系统并发症多，加之社会心理因素，不愿控制饮食，血糖控制差，达标者仅占20%。心脑血管并发症是老年人糖尿病的主要致死原因。

（6）急性并发症主要为高血糖高渗状态（HHS）、酮症酸中毒（DKA）和乳酸酸中毒：老年糖尿病患者急性并发症的病死率明显高于一般成人。老年人因全身机能衰退常伴有口渴感减退或消失，认知能力减弱，高血糖常常得不到及时发现、控制又未充分补液时，常引起脱水；在感染、胃肠功能紊乱、高糖输液等诱因作用下，极易引起高渗性昏迷或糖尿病酮症酸中毒。特别对于合并多种慢性并发症的老年糖尿病患者，急性并发症常常成为老年人心、脑、肾等多脏器功能衰竭的直接诱因，并导致死亡。

老年糖尿病前期（IGR）有哪些危害？

老年糖尿病前期包括糖耐量受损（IGT）和空腹血糖受损（IFG）两方面。空腹血糖<7.0mmol/L，糖负荷后2小时血糖≥7.8mmol/L，但<11.1mmol/L者可诊断为糖耐量受损（IGT）；空腹血糖≥6.1mmol/L，但<7.0mmol/L，而糖负荷后2小时血糖正常者为空腹血糖受损（IFG）。IGT、IFG均属于糖尿病前期，亦称为糖调节受损（IGR）。其危害性如下。

（1）易转化为糖尿病：老年IGR发展成糖尿病是正常人群的8~10倍，每年有5%~15%的IGR向糖尿病发展。因此，老年IGR是危险人群，控制不佳将发展成真正的糖尿病。但老年IGR只要积极防治可转化为正常人群或仍然是IGR，因而也是有希望的人群。

（2）IGR已存在大血管和微血管病变：大血管病变主要指心、脑、下肢动脉粥样硬化，如果不加以防范发展成糖尿病，将进一步加重这些大血管病变，引起心、脑、下肢动脉狭窄等严重并发症。当然，积极预防可延缓或终止病变发展。

（3）IGR已存在胰岛 β 细胞功能减退和胰岛素抵抗：在该阶段选择胰岛素增敏剂如双胍类或噻唑烷二酮类药物或糖苷酶抑制剂保护胰岛 β 细胞，减轻胰岛素抵抗，必要时辅用非胰岛素促泌剂和肠促胰素类药物，可以延缓糖尿病发生。

认真防治糖尿病前期，可使相当一部分人群不发展成糖尿病，也只有在这个阶段，老年糖尿病是可以预防的，也就是说，把糖尿病遏止在糖尿病前期阶段是可能的。因此，应该树立信心，但必须坚持终身防治。

老年糖尿病的防治原则是什么？

老年糖尿病的防治应注意以下4点。

（1）早预防：积极进行糖尿病防治知识的学习和宣教，饮食、运动疗法是基础，健康的生活方式是百年大计。合理饮食、适当运动、心理平衡、积极乐观的处世态度，永远是防治百病的关键。特别是糖尿病的高危人群（有糖尿病家族史者，腹型肥胖者，脂肪肝、高血压、高甘油三酯血症、高尿酸血症、高胰岛素血症、长期应用激素类及抗精神病药物患者等）应列为重点防治对象，做好糖尿病的一级预防（防发病）。

（2）早诊断：2型糖尿病的发生有较长的前期过程，包括高胰岛素－正常血糖的代偿期、血糖轻度异常的糖尿病前期（IGT、IFG），直到糖尿病的早期阶段（血糖轻中度升高）。高危患者应定期体检和进行糖尿病筛查，以便早发现潜在的糖尿病威胁，尽早开始保护自身胰岛 β 细胞功能。新诊断的老年糖尿病患者中30%~50%表现为空腹血糖正常，仅餐后血糖升高，因此联合空腹血糖（FPG）、随机或餐后2小时血糖（2hPG）和HbA1c，或采用口服葡萄糖（75g）耐量试验（OGTT）进行糖尿病筛查，有助于减少漏诊率。在确定糖尿病诊断时，标准可适当放宽，切勿放松处于糖代谢异常人群的前期管理。由于老年人发生低血糖原因较多，且部分患者认知障碍，使老年人低血糖相关痴呆发病率增加，所以应注意对有认知障碍的老年人进行常规血糖筛查。

（3）早治疗：包括尽早开始治疗性生活方式干预，及时开始降血糖药物治疗和适时开始胰岛素治疗。当FPG>5.6mmol/L、2hPG或随机血糖>7.8mmol/L或HbA1c>6.0%，需尽早开始治疗性生活方式干预。我国的大庆研究、芬兰糖尿病预防研究（DPS）和美国的糖尿病预防研究（DPP）显示，单纯生活方式干预可以使糖尿病的发病率减少50%~58%，阿卡波糖和二甲双胍药物干预研究分别降低糖尿病发病率88%和77%，疗效优于单纯生活方式干预。当老年糖尿病患者在饮食和运动治疗的基础上HbA1c>7.0%，需要考虑单药或联合口服降糖药物治疗，根据患者胰岛素水平、肥胖程度及血糖波动的特点，将HbA1c控制到7.0%以内。联合两种以上口服降糖药治疗后HbA1c仍>7.0%，可以起始胰岛素治疗，一般首选基础胰岛素治疗。但对饮食控制差、肥胖、自身胰岛素分泌水平不低的患者不宜过早应用胰岛素，需先严格生活方式管理并减轻体重。

（4）早达标：老年糖尿病患者的个性化控制目标包括血糖和非血糖的其他代谢相关指标。已有研究显示，对存在多项心血管危险因素的老年糖尿病患者单纯控制血糖可能得不到心血管获益，而综合防治心血管多危险因素则可能获益。

老年糖尿病血糖控制目标是什么？

老年糖尿病患者，其脏器功能减退，进食减少，应激能力下降，常同时服用多种药物，发生低血糖风险大，对于认知功能障碍的患者更要注意预防低血糖的发生。以HbA1c<7%为血糖控制的目标对有些老年糖尿病患者存在一定的困难，目前也缺少循证医学资料证明严格血糖控制对高龄患者尤其是80岁以上糖尿病患者具有防治血管并发症的作用，所以对老年糖尿病患者血糖控制标准应当适当放宽。老年人糖尿病由于其病程长短不一，合并症和并发症的多少及其严重程度不同，患者健康知识和治疗依从性不同，最终的理想代谢控制的程度差别很大，所以代谢控制目标应根据每一位老年患者的具体情况而确定，应包括血糖和非血糖的其他代谢相关指标。总的原则：对较年轻的、病程较短、身体素质较好、没有或很少并发症或合并症的轻型糖尿病患者，应尽量严格控制血糖水平（HbA1c<6.5%），这对于防止糖尿病慢性并发症仍有益处；而年龄大，预期生存时间短，脏器功能差，存在严重的心、肝、肾、神经系统等重要脏器的并发症和合并症者，患者往往对低血糖的感知和耐受差，控制目标可略宽于一般人（如HbA1c<8%）。具体可参考见图2。

患者临床特点/健康状况	评估	合理的HbA1c(%)目标	空腹或餐前血糖（mmol/L）	睡前血糖（mmol/L）	血压（mmHg）	血脂
健康（合并较少慢性疾病，完整的认知和功能）	较长的预期寿命	<7.5	5.0~7.2	5.0~8.3	<140/90	使用他汀类药物，除非有禁忌证或不能耐受
复杂/中等程度的健康（多种并存慢性病，或2项以上日常活动能力受损，或轻到中度的认知功能障碍）	中等长度预期寿命，高治疗负担，低血糖风险较高，跌倒风险高	<8.0	5.0~8.3	5.6~10.0	<140/90	使用他汀类药物，除非有禁忌证或不能耐受
非常复杂/健康状况较差（需要长期护理，慢性疾病始末期，或2项以上日常活动能力受损，或轻到中度的认知功能障碍）	有限预期寿命，治疗获益不确定	<8.5	5.6~10.0	6.1~11.1	<150/90	评估使用他汀类药物的获益（二级预防为主）

图2　CDS2017建议：不同健康状态下老年糖尿病患者的治疗目标

怎样防治老年糖尿病急性并发症?

老年糖尿病的急性并发症主要是高血糖高渗综合征和糖尿病酮症酸中毒,临床上应尽早识别。治疗原则是使用小剂量胰岛素,补液纠正脱水,补钾,消除诱因及治疗并发症。不及时抢救病死率高(达到20%以上),多数患者经适当治疗可完全缓解。低血糖症也是急性并发症之一。老年糖尿病患者低血糖症是指血糖低于3.9mmo/L,并产生脑功能和认知功能紊乱,以及交感神经兴奋症状。表现为衰弱、饥饿、心悸、出汗、颤抖、视力模糊、言语不清、头痛、异常行为、偏瘫甚至昏迷。老年人低血糖症状多不典型,较多见的是非特异性神经、精神症状,尤其是眩晕、定向障碍、跌倒或突发行为改变。对于存在认知功能障碍的老年人,不能及时识别低血糖有时会带来严重后果,其危害远高于轻中度高血糖。在老年人出现跌倒、突发行为异常时,应该想到低血糖的可能。

老年糖尿病低血糖的最常见原因是药物源性,包括:①胰岛素用量过大。②口服降糖药物用量过大。③合并应用促进磺脲类降血糖作用的药物,如水杨酸盐、磺胺药、华法林等。

低血糖处理:应立即口服糖水、饼干等或静脉注射25%~50%葡萄糖溶液。老年人从昏迷中恢复比年轻人慢,此外,对磺脲药所致低血糖的治疗反应差,需等药物完全代谢排泄后始能恢复,可能要24~36小时,更长者达数日,此时应静脉内持续补充葡萄糖。

老年糖尿病有哪些慢性并发症,怎样防治?

1.大血管并发症

(1)冠心病:老年糖尿病合并冠心病的特点:心绞痛症状不典型,无痛性心肌梗死多;心律失常发生率高且严重;心肌梗死范围广;猝死及心力衰竭发生率高;溶栓效果差,再梗死率高。治疗除控制血糖外,应用β受体阻滞剂及改善血小板聚集药物,溶栓治疗严格掌握适应证。必要时行冠脉搭桥术及经皮冠状动脉腔内成形术。

(2)脑血管病:老年糖尿病合并脑血管病的特点:脑梗死多见,发生率为非糖尿病患者的3~4倍,以腔隙性脑梗死最多,临床上常无任何症状;缺血性脑卒中明显多于出血性脑卒中;一过性脑缺血为对照组的3倍,易与心源性晕厥混淆。治疗宜采用综合措施，应用抗血小板聚集药、脑血管扩张剂、活血化瘀中药以及改善脑细胞代谢等药物。

（3）间歇性跛行和下肢坏疽：老年糖尿病并发间歇性跛行和下肢坏疽，约占总数10%，如不积极防治，严重者需截肢。

2.糖尿病微血管并发症

（1）糖尿病视网膜病变：老年糖尿病视网膜病变常见，新诊断的2型糖尿病患者估计20%有视网膜病变。老年糖尿病患病20~25年后，80%~90%发生视网膜病变，防治宜严格控制血糖。一旦发生视网膜新生血管及毛细血管渗漏，及早采用激光治疗。中药有助于眼底出血时止血及血液吸收。

（2）糖尿病肾病（DKD）：我国有20%~40%的糖尿病患者合并糖尿病肾病，现已成为慢性肾病（CKD）和终末期肾病的主要原因。DKD的临床特征是尿白蛋白排泄增加，即尿白蛋白肌酐比值（UACR）≥30mg/g。在3~6个月内重复检查UACR，3次中有2次尿蛋白排泄增加，排除感染等其他因素即可诊断白蛋白尿。常伴有肾小球滤过率下降及高血压。糖尿病肾病患者应限制蛋白质摄入，每日约0.6g/kg，以优质动物蛋白质为主。对65岁以上肾功能衰竭的患者可行腹膜透析和血液透析，有条件的患者可进行肾移植。口服降糖药宜用格列奈类。尽早应用胰岛素治疗。高血压患者首选血管紧张素转换剂和血管紧张素Ⅱ受体拮抗剂。老年糖尿病患者中合并慢性肾病的比例较高，我国60岁以上老年人CKD的患病率为56.06%~64.45%，而糖尿病伴肾功能异常的患者低血糖、死亡风险更高。对于2型糖尿病合并CKD的患者，应该选择有效降糖、不增加低血糖风险和较少经肾脏排泄的药物。

3.糖尿病周围神经病变

病程达10年以上的糖尿病患者易出现明显的神经病变。在老年糖尿病患者中，临床表现迥异，如热痛感丧失，手指、脚趾麻木感，直立性低血压，心动过速，出汗，勃起功能障碍，神经性膀胱炎，腹泻，胃痛，复视，皮肤烧灼感及疼痛等。老年人症状性自主神经病变比年轻人少。治疗可选用神经营养药物（如甲钴胺及α-硫辛酸等）、抗血小板聚集药。

4.糖尿病足

15%的糖尿病患者会在一生中发生足溃疡，其下肢截肢的风险是非糖尿病患者的40倍，一项加拿大研究显示，75~84岁老年人群糖尿病足发生率最高。早期筛查和预防糖尿病足病变永远优于治疗，能够起到事半功倍的效果。血糖控制是糖尿病足治疗的基石，其治疗还包括彻底的清创、抗感染、物理治疗，必要时需请血管外科、骨科、创面外科等多学科协同治疗。

老年糖尿病如何治疗？

老年糖尿病的治疗强调早期、长期、综合、个体化原则，主要包括健康教育、饮食控制、合理运动、血糖监测、药物治疗五个方面，也就是我们经常提到的"五驾马车"。

健康教育可以增加患者糖尿病知识，培养患者良好的自我管理习惯，帮助患者在明确诊断时即可开始有效的自我护理，减轻体重，及时发现糖尿病并发症，降低治疗费用，从而改善临床指标和提高生活质量。每位糖尿病患者一旦诊断即应接受糖尿病教育。糖尿病教育可以是大课堂式、小组式或个体化，内容包括饮食、运动、血糖监测和自我管理能力的指导，小组式或个体化形式的针对性更强，更易于个体化。

饮食和运动疗法是老年糖尿病治疗的基础，但讲起来容易，做起来难。如果作为被迫的事情，额外的负担，那就很痛苦，应视为一种健康的生活方式，一种爱好，一种习惯，甚至是一种生活的享受，这必将改善你的精神面貌，有利于血糖控制。

老年糖尿病患者的饮食管理应当保证所需热量供给、合理调配饮食结构（适当限制甜食，多进食能量密度高且富含膳食纤维、升血糖指数低的食物）和进餐模式（少吃多餐、慢吃、后吃主食），以保持良好的营养状况，改善生活质量。

运动处方制定因人而异。鼓励老年糖尿病患者在增加每天日常生活活动的基础上，适当选择力所能及的健身运动。柔韧性锻炼可以包括在身体活动之内，但不应取代其他被推荐的有氧运动和抗阻运动。为了持续获益，2型糖尿病患者的运动锻炼必须有规律地进行，且锻炼形式要多样化。运动强度适中，不宜过大，随时调整，以心率不超过170-年龄为标准。

老年糖尿病健康监测应定期进行，检查内容包括血糖、血脂、血压、体重、有关生化及物理检查。糖尿病是一种全身性的心血管病变，在治疗中必须全面控制心血管的多重危险因素，包括血糖、血压、血脂及体重。每个个体又有各自的特点，因此治疗措施必须个体化。

当老年糖尿病患者在饮食和运动治疗的基础上HbA1c>7.0%，需要尽快开启单药或联合口服降糖药物治疗。治疗时要注意兼顾空腹及餐后血糖，减少波动，避免低血糖发生。用药方案注意个体化原则，选择降糖药时应该关注安全性，尤其在低血糖、心衰、肾功能、骨折以及药物相互作用风险方面。应简化治疗方案，尽量避免多药合用，从而提高患者依从性。同时还要结合患者肝肾功能选择合适的降糖方案，注意并发症如微血管、大血管并发症和高血压、肥胖等合并症的综合治疗。

老年糖尿病患者用药有哪些注意事项？

老年糖尿病患者用药的总体原则：①需要综合评估患者的整体功能状态。②根据功能状态制定个体化的控制目标。③兼顾空腹和餐后血糖，减少血糖波动。④保持降糖与预防低血糖两者的平衡。

应注意在老年糖尿病的不同阶段选用相应的降糖药，据病情变化及时调整治疗方案。当老年糖尿病患者在饮食和运动治疗的基础上HbA1c>7.0%，首选不易出现低血糖的口服降糖药，如二甲双胍、α-糖苷酶抑制剂、DPP-4酶抑制剂等。对使用上述药物血糖难以控制达标，且自我管理能力较强、低血糖风险可控的患者，可酌情选用胰岛素促泌剂包括磺脲类药物和餐时血糖调节剂，但应尽量避免使用降糖效果很强、作用时间很长的药物如格列本脲。如口服降糖药控制不佳，可联合注射类药物，特别是空腹血糖升高者，首选长效胰岛素。注射餐时胰岛素后应及时进餐，胰岛素剂量使用过大也容易发生低血糖，应加强血糖监测，及时调整胰岛素剂量，一般不首先推荐老年糖尿病患者常规降糖治疗中采用操作难度大的多次胰岛素治疗模式。老年2型糖尿病降糖药物治疗路径见图3。

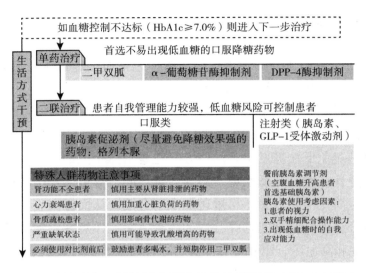

图3 中国老年2型糖尿病降糖药物治疗路径（2017年版）

老年糖尿病患者药物治疗过程中需注意以下几点。

（1）严防老年糖尿病低血糖：二甲双胍、α-糖苷酶抑制剂、DPP-4酶抑制剂这三类口服降糖药低血糖风险小，比较适合老年人。注意年龄不是使用二甲双胍的禁忌证。对于老年糖尿病患者，二甲双胍最大推荐剂量为2000mg/d。使用时应从小剂量开始，逐渐加量。单用二甲双胍一般不会产生低血糖症，但与磺脲类或胰岛素合用，可使低血糖的风险增加。其副作用主要为胃肠道反应和体重减轻，可能对瘦弱的老年患者不利。二甲双胍在肾功能正常的老年患者中使用不会引起肾功能损害。当估算的肾小球滤过率（eGFR）在45~60ml/min，二甲双胍应减量使用，当eGFR<45ml/min应禁用。α-糖苷酶抑制剂单独服用通常不会发生低血糖，有助于降低餐后高血糖，并可降低餐前反应性低血糖的风险。DPP-4酶抑制剂可改善血糖控制，其耐受性好，致低血糖风险低，不影响体重，有助于保护胰岛β细胞，一般每天服用一次，简便，依从性好，较为适合老年糖尿病患者。

（2）注意服药时间：磺脲类药物应在餐前半小时或更长时间口服；每日一次的格列美脲应固定某一时间服用；餐时血糖调节剂格列奈类和α-葡萄糖苷酶抑制剂应餐前或餐时服；双胍类在餐时或餐后服用；DPP-4酶抑制剂可在餐前或睡前服用。

（3）建议早期联合用药：单药剂量不宜过大，如未达标，应选择不同作用机制的药物联合应用，扬长避短，更有利血糖控制，保护胰岛 β 细胞功能，改善胰岛素抵抗。双胍类与磺脲类、α-葡萄糖苷酶抑制剂、DPP-4酶抑制剂联合用药最常见，联合用药更利于餐后血糖控制。双胍类与α-葡萄糖苷酶或噻唑烷二酮类联合，可改善磺脲类继发失效。双胍类与餐时血糖调节剂联合，使波动的血糖明显下降。

（4）血糖正常后，可逐步减量，不宜全部停用口服降糖药，否则血糖反弹升高，前功尽弃。

（5）老年患者有以下几种情况必须用胰岛素治疗：①1型糖尿病患者。②老年患者如用最大剂量口服药仍不能很好地控制血糖。③血糖过高（>16.7mmol/L），有高渗性危险者。④有急性并发症者。⑤有较严重的慢性并发症或合并症者。⑥拟手术者。胰岛素治疗近年有很多新进展，包括超短效、预混、长效胰岛素以及胰岛素泵等。对于老年患者来说，长效胰岛素类似物如甘精胰岛素、德谷胰岛素无降糖作用高峰，夜间低血糖风险较中效和预混胰岛素小，作用持久，可作为老年糖尿病注射治疗的首选。注意在使用胰岛素之前应评估视力、活动能力、认知功能和家庭照顾情况。

（6）老年糖尿病前期也可用药，比如 α-葡萄糖苷酶抑制剂。

（7）噻唑烷二酮类药物可以使用，但对Ⅲ级和Ⅳ级心脏衰竭的老年患者是绝对禁忌，避免应用于骨质疏松患者。

（8）GLP-1受体激动剂：可作为食欲旺盛、肥胖的患者之选，适用于动脉粥样硬化性心血管疾病患者。

（9）对于老年糖尿病合并肝肾功能不全患者，注意选择对肝肾功能影响较小的药物，如格列奈类及利格列汀。利格列汀极少经过肝肾代谢，全程无须调整药物剂量，且不易与其他药物发生相互作用，安全性高，低血糖风险低，每日仅需服用1次，患者依从性好。

（10）SGLT-2抑制剂：是新型的口服降糖药，尤其适合于充血性心衰患者，对肾亦具有一定的保护作用。

（11）市场上保健品琳琅满目、五花八门，应警惕，不要轻易被不良广告宣传所误导而耽搁了治疗时机。

第七章　糖尿病的中医治疗

第一节　中医治疗糖尿病

——陆灏教授与您谈

中国是最早认识糖尿病的国家之一，古代中医对糖尿病的认识，因其常见消瘦、口渴、多饮而将其归于消渴（瘅）范畴，称之为消渴病，早在2000多年前的《黄帝内经》一书中就有"肥者令人内热，甘者令人中满，故其气上溢，转为消渴""五脏柔弱者，善病消瘅"的论述，均指出了本病的发病与先天禀赋、后天饮食有着密切关系。以后历代医家对糖尿病的临床表现、病因、病机、并发症、治则治法、药物方剂等方面的认识不断深化。近年来，尤其在中西结合思想的推动下，中医治疗糖尿病更具独特优势。

中医是如何治疗糖尿病的？

中医治疗糖尿病可归纳为以下四方面：①饮食治疗。②运动治疗。③中药治疗。④针灸、推拿等其他疗法治疗。其中中药治疗是最主要的部分，包括汤药、中成药、外用药、中药针剂等。依据患者病情及临床表现，辨证论治，个体化治疗。一般以内服药为主，糖尿病所致的皮肤感染尚可加用外用药。同时，在内服药基础上，也可采用如穴位贴敷等中医适宜技术，针对糖尿病及其慢性并发症开展综合治疗。

中医饮食治疗是在西医学营养治疗基础上，依据中医理论，结合长期的临床实践而总结出的一些行之有效，又相对简单易行的食疗方法。中医认为药食同源，食物也有四气（寒热温凉）、五味（酸苦甘辛咸），据"热者寒之，寒者热之，虚者补之，实者泻之""春秋有别，冬夏不同"的治则辨证施膳（食），防病治病，延年益寿。

此外，中医的运动治疗也颇有特色，例如太极拳就是一种特殊的运动，柔中有刚，阴阳结合。现代研究结果证实，打太极拳者体质明显优于在健身房锻炼者，打太极拳对慢性病患者有一定防治作用。

中医治疗糖尿病有何特色?

中医治疗的精髓是"辨证论治""治病必求于本"。经临床和药理实验证实,具有降糖作用的中药有几十种,如黄芪、人参、地黄、丹参、桑叶、桑白皮、葛根、天花粉、黄连、知母等。中医治疗糖尿病并非简单地将中药叠加服用,而是以整体观念为指导思想,根据患者不同的病因、临床表现、病程阶段、并发症、舌苔脉象,遵循中医传统医学的脏腑、阴阳、气血和标本虚实的辨证方法,归纳为不同的证候,从而确定相应的个体化的治则,选用有效的方药。对不同糖尿病患者,其处方用药可不一致,这称为同病异治,而对患不同疾病具有相同证候者,可采用相似的治疗法则,称为异病同治。这可以说是中医治疗糖尿病的最大特色。

常用的糖尿病辨证分型有哪些?

糖尿病中医辨证分型的方法较多,常用的中医证候诊断标准分5型。

(1)阴虚热盛证:主症为咽干口燥,心烦畏热。次症为渴喜冷饮,多食易饥,溲赤便秘。舌红苔黄,脉细滑数,或细弦数。

(2)湿热困脾证:主症为胸脘腹胀,或食后饱满,头身困重。次症为体形肥胖,心胸烦闷,四肢倦怠,小便黄赤,大便不爽。舌红苔黄腻,脉滑而数。

(3)气阴两虚证:主症为咽干口燥,倦怠乏力。次症为多食易饥,气短懒言,五心烦热,心悸失眠,溲赤便秘。舌红少津液,苔薄或花剥,脉细数无力,或细而弦。

(4)阴阳两虚:主症为神疲乏力,咽干口燥,腰膝酸冷,或手足畏寒,夜尿频多。次症为头晕眼花,心悸失眠,自汗易感,气短懒言,颜面肢体浮肿,尿多浊沫,或小便量少,男子阳痿,女子性欲淡漠,大便干稀不调。舌体胖大,有齿痕,脉沉细无力。

(5)血瘀脉络证:主症为胸痛,胁痛,腰痛,背痛,部位固定,或为刺痛,肢体麻木,疼痛夜甚。次症为肌肤甲错,口唇紫暗,面部瘀斑,健忘心悸,心烦失眠。舌质暗,有瘀斑,舌下脉络青紫迂曲,脉弦,或沉而涩。

上述分型仅供参考，临床上千变万化，但万变不离其宗，可根据脏腑气血阴阳的虚损和各种邪实之证，辨证论治，方药也可灵活化裁，不必拘泥。

糖尿病并发症是否也能使用中医中药治疗？

糖尿病是一种由多种原因引起的慢性疾病，能产生种种并发症，尤以大血管、微血管慢性并发症最为常见。胸痛、眩晕、中风等症主要是心、脑大血管病变的表现；水肿、关格（尿毒症）、白内障等症主要是肾、视网膜微血管病变的后果；淋证、肺痨等症是合并急、慢性感染所致；脱疽（糖尿病足）又是神经、血管病变和感染的综合结果。针对糖尿病并发症多为本虚标实之特点，本着急则治标，缓则治本或标本兼治的原则，即在控制血糖于理想水平的同时，发挥中医辨证论治糖尿病并发症的优势，根据患者的具体证候，灵活多样地选用相应的理法方药，通过燮理阴阳、调和气血、疏通经络、活血祛瘀等大法，达到改善代谢功能、增强抗病能力以及防止或延缓并发症的发生发展的预期效果。

能否采用中西医结合治疗糖尿病？

中西医结合可以说是治疗糖尿病的最佳方案，口服降糖西药具有作用强、疗效显著、服用方便等优点，但降糖西药存在一定不良反应，同时对大多数患者而言，都需要多种药物的联合。中药的降糖作用虽然相对比较弱，但不良反应较小，且可改善糖尿病慢性并发症发生发展的病理基础如胰岛素抵抗、氧化应激等，同时，中药还可以明确改善患者临床症状，提高生活质量。处方用药多以汤剂为主，其优点是针对性强，缺点是较为繁杂。也可使用具有相应治则的中成药，其优点是服用方便，依从性好，缺点为针对性较差。中西药联合使用，可扬长避短，相得益彰。

哪些糖尿病患者适宜采用中西医结合治疗？

所有糖尿病及其并发症患者均可采用中西医结合治疗糖尿病，其主要适应证为：①在饮食、运动治疗基础上，血糖水平仍然控制得不理想的轻、中型糖尿病患者，配合使用中药治疗，可使血糖得以更好地控制。②长期使用降糖西药，而血糖依然控制不佳的患者，可配合中药协同降糖。③使用降糖西药治疗，虽然血糖控制良好，但西药用量较大，或有不良反应，可加用中药，适当减少西药用量，减轻症状。④西药配合中药治疗可预防或延缓糖尿病并发症的发生和发展。中药对糖尿病肾病、糖尿病眼病、糖尿病足、糖尿病神经病变等均具有良好的防治效果。此外，中医的药膳疗法、针灸、推拿等其他疗法在治疗糖尿病及其并发症方面均各具特色，这里不一一赘述。

如何认识"中医不科学""中药不能治疗糖尿病"的观点？

有人不相信中医，认为中医不科学，其实中医在治疗消渴病（糖尿病）的长期医疗实践中逐步形成了一整套独具特色、行之有效的药物、药膳、针推、体育等疗法。随着现代科技手段对中医学的不断渗透，中医也采用先进的检测方法，在降糖、降压、防治其并发症等方面颇有成果。中医用辨证论治方法整体调理，提高机体免疫功能，扶正祛邪，有其独到之处。中医是科学的，并且经过长期临床实践检验，不但在国内，而且在国际上也有广泛的影响。

是否有某种中药可根治糖尿病？

部分患者起初因缺乏糖尿病知识，病情控制不良，发生严重的并发症，他们求医心切，急盼早日康复，期待"灵丹妙药"，在这种心理的驱动下，轻信虚假广告，盲目求医，偏听偏信。

一些江湖医生或不法厂家为牟取暴利，巧立名目，打着"中医中药""祖传秘方""纯中药制剂"的幌子，大肆宣扬"糖尿病患者不必饮食控制，可停西药，能根治糖尿病"等。有些不法商人更是在中药内掺入价格低廉的格列本脲（优降糖）、二甲双胍等西药，以邮购等方式高价出售。

糖尿病患者需要终身治疗，目前还没有发现根治糖尿病的药物，只有在正确认识糖尿病的有关知识、严格控制饮食、适量运动的基础上，根据各人的血糖控制情况，应用中药、西药或中西医结合治疗才是正确选择。部分早期糖尿病患者，通过综合管理，确实可以减停药物，但这并不能说是根治，因为患者仍需保持良好的生活方式，因此，目前来说，糖尿病仍然是一个"终身病"，但这并不意味患者一定需要"终身服药"，因为良好的生活方式是糖尿病最重要的治疗手段。

第二节　糖尿病肾病的中医治疗

——何立群教授与您谈

糖尿病肾病是最常见的糖尿病微血管并发症之一，郁胜强教授从西医的方面详尽地阐述了防治知识（见前文），对每一位糖尿病患者、家属甚至医生都有帮助。中医对糖尿病肾病如何认识？如何治疗？我们请来了著名的中医肾病专家何立群教授。

中医理论是如何阐述糖尿病肾病病因病机的呢？

本病主要由于禀赋不足、素体柔弱、饮食不节，复因情志失调、劳欲过度所致。

（1）禀赋不足：父母体虚，遗传缺陷，胎中失养，孕育时间不足等，导致素体柔弱，脾肾亏虚，先后天不足，津液代谢失常，便发消渴，以西医1型糖尿病为多见。

（2）饮食不节：长期过食肥甘、醇酒厚味，致脾胃运化失职，积热内蕴，化燥耗津发为消渴。

（3）情志失调：长期精神刺激，导致气机郁结，进而化火，消烁肺胃阴津而发本病。《临证指南医案·三消》篇说："心境愁郁，内火自燃，乃消症大病。"说明五志过极、郁热耗气伤津是本病发生发展的重要因素。

（4）劳欲过度：素体阴虚，复因房劳不节，劳欲过度，损耗阴精，导致阴虚火旺，上蒸肺胃而发为消渴。《外台秘要》说："房劳过度，致令肾气虚耗，下焦生热，热则肾燥，肾燥则渴。"说明房劳过度、精虚肾燥与本病发生有一定关系。

总之本病以阴虚为本，燥热为标，其衍变常以阴虚燥开始，随后发展，渐损及气阴、精血和元气，晚期可致脾肾阳虚，水湿泛滥，阴竭阳微，终致阴阳离决。

中医如何根据患者的临床表现进行治疗？

糖尿病肾病初期多以五脏阴虚为主，可出现阴虚燥热、肝肾阴虚、气阴两虚等变化，到了中后期可出现阴阳两虚或阳虚水泛等证候，晚期可表现为正气衰败、浊邪壅盛，预后险恶。

1.阴虚燥热型

症状：烦渴多饮，多食善饥，口干舌燥，尿频量多，脉洪数，舌边尖红，苔薄黄。

治则：清热养阴，生津止渴。

方药：白虎人参汤合消渴方加减。

人参、生石膏、黄连、知母、沙参、麦冬、天花粉、石斛、桑白皮等。

2.气阴两虚型

症状：神疲乏力，腰膝酸软，面色少华，形体消瘦，心悸气短，口渴欲饮，尿频量多，大便秘结，脉沉细带数，舌尖红、少苔。

治则：益气生津，滋阴润燥。

方药：生脉散合玉女煎加减。

人参、黄芪、生地黄、生石膏、麦冬、五味子、知母、怀牛膝、天花粉、赤芍、牡丹皮、制大黄等。

3.阴阳两虚型

症状：面黑憔悴，耳轮干枯，咽干舌燥，阳痿肢冷，或五心烦热，尿频量少，下肢浮肿，脉沉细无力，舌质淡暗，苔薄而干。

治则：益肾助阳固精。

方药：金匮肾气丸加减。

附子、肉桂、熟地黄、怀山药、山萸肉、桑螵蛸、金樱子、蚕茧壳、桃仁、泽兰、玉米须等。咽干舌燥、五心烦热者去附子、肉桂，加知母、黄柏。

4.阳虚水泛型

症状：面浮身肿，腰以下尤甚，眩晕心悸，胸闷气短，腰膝酸软沉重，神疲畏寒，四肢欠温，尿少便溏，脉沉细，舌质淡胖，苔白腻。

治则：温肾健脾，化气行水。

方药：真五汤合五皮饮加减。

制附子、黄芪、白术、白芍、桂枝、茯苓皮、生姜皮、桑白皮、大腹皮、陈皮、车前子等。

5.湿浊内蕴型

症状：神疲乏力，面色㿠白，恶心呕吐，皮肤瘙痒，下肢浮肿，尿少，大便秘结，脉小弦滑，舌淡，苔薄白微腻。

治则：健脾补肾，化湿泄浊。

方药：温脾汤加减。

人参、制附子、姜半夏、黄连、制大黄、甘草、川椒目、葶苈子、当归、川芎等。

瘀血与糖尿病肾病有关吗？

糖尿病肾病是在糖尿病的基础上发展而来，早期气阴两虚，病变后期阴损及阳，阴阳俱虚。气虚运血无力，阴虚血行滞涩，阳虚则血脉失于温煦而凝滞，以及久病入络皆可形成血瘀。

瘀血既是糖尿病肾病的病理产物，同时又是致病因素，贯穿于疾病始终。因此，治疗糖尿病肾病当以益气养阴、补肾活血为要，在此理论的指导下，我们研制的中成药制剂糖肾宁，无论从临床还是动物实验，均取得了较好的疗效。方中太子参、生黄芪益气养阴，生地黄甘寒养阴生津，黄连用量微少，清热泻火，与生地黄相合，降心火滋肾水，泽兰活血利水，鹿角片温阳，既有阴中求阳，又有防止疾病传变至阴阳两虚之意。现代药理研究表明，黄芪具有双向调节血糖作用，并能消除水肿，提高抗病能力，减少蛋白尿。黄连也有降血糖的作用。通过大量的临床病例观察和动物实验表明，糖肾宁可降低糖尿病肾病的蛋白尿，改善血液高黏、高凝状态，其调节血栓素与6-酮-前列环素的动态平衡和抑制一氧化氮合成可能是改善糖尿病肾病肾小球高滤过的机制之一。

第八章　胰岛素抵抗和代谢综合征

第一节　胰岛素抵抗

——李拓博士与您谈

　　糖尿病是一种多基因遗传相关的复杂代谢性疾病，人们对于糖尿病发病机制的认识经历了曲折的过程。早期人们认为糖尿病是由于胰岛素缺乏引起的，因而对于糖尿病的研究和治疗均围绕胰岛展开。到了20世纪90年代，研究人员发现2型糖尿病患者不但血糖异常升高，而且分泌的胰岛素水平还要高于没有糖尿病的人。为什么高分泌量的胰岛素不能把高血糖降低呢？李拓博士将为您一一剖析。

为什么有些糖尿病患者胰岛素水平很高，但血糖却也很高呢？

　　胰岛素是人体内主要的降血糖的激素，但是2型糖尿病患者胰岛素的作用器官——主要是骨骼肌、脂肪组织及肝脏对胰岛素的敏感性及反应性降低或丧失，因而，正常量的胰岛素产生低于正常的生理效应，即胰岛素降血糖的作用比以前减弱了，要达到正常生理效应需要高于正常量的胰岛素，这种现象被称为胰岛素抵抗。

　　出现胰岛素抵抗时，为保证体内血糖达到正常水平，人体的胰岛 β 细胞往往要分泌更多的胰岛素，来代偿胰岛素降糖能力的不足，从而保证血糖水平正常。久而久之，胰岛 β 细胞功能受损，胰岛素的分泌代偿能力下降，就会出现糖耐量受损，甚至2型糖尿病。

为什么说2型糖尿病的病理基础是胰岛素抵抗？

　　1999年，世界卫生组织对沿用了20年的糖尿病诊断和分类标准进行了重新修订，新标准强调以病因学为基础进行分类，并用胰岛素抵抗一词对2

型糖尿病重新进行定义：2型糖尿病是胰岛素抵抗为主伴胰岛素分泌不足，或胰岛素分泌不足为主伴胰岛素抵抗两种情况。

也就是说胰岛素抵抗是2型糖尿病的病理基础，在理论和学术上给予充分肯定。

为什么说胰岛素抵抗是多种疾病的祸根？

随着对胰岛素抵抗研究的不断深入，人们逐渐认识到胰岛素抵抗不但能够造成糖尿病，而且也是发生糖尿病各种并发症的病理基础。

目前已经有更多的研究表明，虽然严格地控制血糖可以显著地降低眼睛、神经、肾脏并发症的发生率，但是不能阻挡并发症的发生和发展，尤其是心脑血管并发症，这就预示着除了高血糖之外还有别的因素在侵蚀着糖尿病患者的身体。胰岛素抵抗不但是糖尿病的重要发病机制，还与10余种代谢疾病有关，这些疾病包括中心性肥胖、糖代谢异常、2型糖尿病、脂代谢紊乱（高甘油三酯血症和/或高密度脂蛋白降低）、高血压、微量白蛋白尿、冠心病等等，胰岛素抵抗是这些疾病的共同发病基础。人们把这些以胰岛素抵抗为基础的各种疾病的总和，称为胰岛素抵抗综合征。

怎样防治胰岛素抵抗？

胰岛素抵抗的患者，大多数是肥胖者，要改善胰岛素抵抗，要先减重。近年来的研究证实，肥胖与胰岛素抵抗是一对难舍难分的"孪生姊妹"。肥胖者，体内的脂肪细胞分泌的激素和细胞因子发生变化，如脂联素分泌减少，而抵抗素和瘦素等分泌增加，这些激素变化"干扰"了细胞上的胰岛素受体及受体后一系列反应，降低对胰岛素的敏感性。同时，胰岛素抵抗又会使人体产生高胰岛素血症，高胰岛素血症又反过来增加胰岛素抵抗并加重肥胖。

预防胰岛素抵抗的最好方法是建立健康的生活方式，适度运动，平衡膳食，戒烟限酒，心情舒畅，预防肥胖——减肥不如防肥。

药物方面可以选择胰岛素增敏剂，如目前上市的罗格列酮、吡格列酮等，这些药能激活一种控制糖脂代谢的总开关——转录因子。这种转录因子叫做过氧化物酶体增生物活化受体，一个很长的名字，其简称为PPARγ。PPARγ这个总开关被打开之后，糖尿病患者体内胰岛素降血糖的能力明显增强，因而使得难治性糖尿病的治疗变得更为容易。马来酸罗格列酮片还有其他作用，如可使伴有胰岛素抵抗的绝经前期和无排卵型的妇女恢复排卵，可治疗多囊卵巢综合征。需要提醒的是，胰岛素增敏剂只是使机体细胞提高对胰岛素的敏感性，仅在胰岛β细胞功能尚存的情况下发挥作用，不宜用于胰岛素绝对缺乏的1型糖尿病患者。

二甲双胍虽是个老药，但价廉效高，也能改善胰岛素抵抗，值得推荐。服法是：500mg，一日3次，或850mg，一日2次，饭中或饭后服用。但肾功能不好、血清肌酐高于150μmol/L、糖尿病严重失调（如酮症酸中毒）、肝功能严重损害及心功能衰竭的患者禁用。胃肠道不良反应如恶心、呕吐、粪便稀薄及腹泻等见于用药初期，尤其是空腹时，乳酸性酸中毒偶见于肾功能衰竭的患者。

第二节　代谢综合征

——贾伟平教授与您谈

糖尿病患者常伴有高血压、高血脂等，经检查他们有胰岛素抵抗，医生常诊断他们患代谢综合征。胰岛素抵抗与代谢综合征有哪些关系？能不能防治？患者常流露出迷惘的神情，为此我们请来了这一领域中卓有建树的贾伟平教授。

胰岛素抵抗与代谢综合征有哪些关系？

胰岛素抵抗与代谢综合征是两个不同的概念。胰岛素抵抗是指体内胰岛素作用减低的一种病理生理改变，而代谢综合征（过去常称为胰岛素抵抗综合征）是指一组共同具有胰岛素抵抗这种病理、生理特点的代谢性疾病的总和。

为什么代谢综合征最早称为X综合征，后来又常被称为胰岛素抵抗综合征？

1988年Reaven在第48届美国糖尿病学会学术年会上提出X综合征，指出胰岛素抵抗是人类疾病（包括糖尿病）中普遍存在的，可能在多种疾病的发病中起重要作用，特别是在动脉粥样硬化和冠状动脉粥样硬化性心脏病中起重要作用。以后的大量科学研究不断验证了他的推断。由于X综合征的核心是胰岛素抵抗，所以人们后来常将它称为胰岛素抵抗综合征。

X综合征提出有哪些意义，这种学说是怎样日趋完善的？

X综合征的提出在胰岛素抵抗认识史上是一个新的里程碑。它不仅大大推动了糖尿病的研究与防治，刷新了对糖尿病机制及防治的认识，同时还促进了内分泌、心血管疾病、肾脏病、妇产科学以及药学等多学科的交叉渗透。以后人们习惯将X综合征称为胰岛素抵抗综合征。自20世纪90年代以来，胰岛素抵抗综合征一直成为世界医学前沿的一大亮点。

继X综合征后，1995年Stern又提出了著名的"共同土壤"学说，认为糖尿病、高血压、冠心病是在胰岛素抵抗这个共同的土壤中"生长"出来的，即胰岛素抵抗为这些疾病的共同发病原因。"共同土壤"学说的提出，深入了对胰岛素抵抗综合征的认识，使人们更加清晰地将彼此毫无关系的疾病通过胰岛素抵抗联系到一起，为糖尿病的防治提供了一条崭新的思路。

国际上代谢综合征的诊断标准是什么？

1999年世界卫生组织的专家对代谢综合征提出的工作定义是：糖调节受损或糖尿病，和/或胰岛素抵抗，并伴有另外两项或两项以上的代谢异常组分，如高血压、高甘油三酯血症和/或低高密度脂蛋白胆固醇（HDL-C）血症、中心性肥胖或微量白蛋白尿（表10）。

表10　1999年WHO定义的代谢综合征

糖耐量或空腹血糖异常（IGT或IFG）或糖尿病

胰岛素抵抗（由高胰岛素葡萄糖钳夹技术测定的葡萄糖利用率低于下位1/4位点）

还包括以下2个及以上表现：

血压	≥140/90mmHg
血脂紊乱	高甘油三酯　≥1.7mmol/L（150mg/dl）， 和/或低HDL-C　　男性：<0.9mmol/L（35mg/dl）， 　　　　　　　　　女性：<1.0mmol/L（39mg/dl）
中心性肥胖	男性：腰/臀比（WHR）>0.90， 女性：>0.85和/或体质指数（BMI）>30kg/m²
微量白蛋白尿	尿白蛋白排泄率≥20μg/min或白蛋白/肌酐比值≥30mg/g

　　代谢综合征中的每一项组分都会增加心血管疾病的风险，合并多种异常时发生心血管病的风险更大。就糖尿病而言，其10年内新发心血管事件的风险与冠心病者相近。2002年美国国家胆固醇教育计划成人治疗组第三次指南（NCEP-ATP Ⅲ）也提出了代谢综合征的诊断标准，符合以下3个或3个以上条件者即为代谢综合征。中心型肥胖：男性腰围>102cm，女性腰围>88cm；高甘油三酯血症：甘油三酯≥150mg/dl（1.69mmol/L）；低高密度脂蛋白胆固醇血症：男性<40mg/dl（1.04mmol/L），女性<50mg/dl（1.29mmol/L）；高血糖：空腹血糖≥110mg/dl（6.1mmol/L）；高血压：≥130/85mmHg。美国以此标准对参加第三次全国健康和营养调查（NHANES Ⅲ）的8814例20岁以上的美国人进行了代谢综合征患病率的大型流行病学调查，结果发现年龄未校正和校正的代谢综合征患病率分别为21.8%和23.7%。以2000年的美国人口计算，约4700万美国人患有代谢综合征。

目前国内对代谢综合征的调查和研究如何？

　　上海市第六人民医院内分泌代谢科、上海市糖尿病研究所从1998年开始对上海华阳和曹阳社区的居民进行了代谢综合征的流行病学及相关研究，发现上海人群的平均腹围远低于美国人，但是低高密度脂蛋白胆固醇血症、高血压和高血糖的患病率与美国人群相当，而高甘油三酯血症的患病率明显高于美国人。在我们研究的成年人群中，1/5为糖耐量异常（其中1/10是糖尿病），1/3为超重/肥胖，2/5有高血压，1/2出现血脂异常，1/11的人群为代谢综合征。

胰岛素抵抗是代谢综合征的特点之一，而内脏型肥胖对胰岛素抵抗和代谢综合征更具重要的病理生理意义。我们以核磁共振（MRI）测定了690人的腹腔内脂肪面积。通常以内脏脂肪面积100平方厘米作为判定内脏型肥胖的标准，我们发现即使当体质指数（BMI）处于18~25kg/m^{2}的正常范围时，男性和女性的内脏型肥胖也已经分别达到了17%和11%，亦即中国人易发生内脏脂肪积聚。此外，在中国人中内脏脂肪达到80cm^{2}时的代谢综合征发病率就已与内脏脂肪100cm^{2}的人群相近。即使在60cm^{2}时，也有20%的人群患糖尿病、30%的人有高血压、50%的人出现血脂异常，3项均有者占10%。这些提示中国人内脏脂肪积聚者的常见代谢病发病风险较高。

糖尿病和体脂分布异常与代谢综合征有着密切的关系。我们发现，在糖尿病患者中，只有10%的患者只患糖尿病，40%的患者合并高血压或血脂紊乱等代谢异常组分，50%的人既合并高血压又合并血脂紊乱（图4）。糖尿病患者的BMI增高，校正BMI后，糖尿病患者既有内脏脂肪的含量明显增高又有股部（大腿）和皮下脂肪明显减少。体脂分布的这种特点不仅与糖尿病相关，还与高血压和血脂紊乱有关系，亦即糖尿病患者所包含的代谢综合征成分越多，其内脏脂肪也越多，股部皮下脂肪含量则越少。

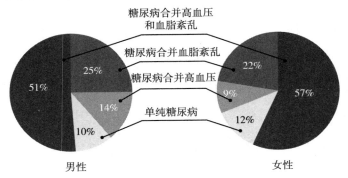

图4　上海地区糖尿病患者合并高血压和/或血脂紊乱的情况调查

体脂影响胰岛素的敏感性。我们发现，随着全身和内脏脂肪含量增加，葡萄糖钳夹试验的胰岛素敏感性指数M值减小，提示有胰岛素抵抗。此外，我们的研究结果亦表明代谢综合征患者存在明显的胰岛素抵抗，内脏脂肪增加和股部及皮下脂肪减少可能都是胰岛素抵抗的因素。

总之，代谢综合征已经成为社会的沉重负担，严重影响着人们的健康。以内脏脂肪含量增加和外周皮下脂肪减少为特点的中心性肥胖可通过影响胰岛素敏感性而参与胰岛素抵抗的形成和发展。这种现状的出现是多方面原因造成的，同遗传易感性和环境因素，诸如生活方式现代化都有很大的关系。

适合中国人群的代谢综合征的诊断标准是什么？

2004年4月24日，中华医学会糖尿病学分会根据全国8个大学医院及研究所的研究结果，推出了一个适合中国人群特征的针对代谢综合征的诊断标准建议，即①超重和（或）肥胖：BMI ≥ 25.0kg/m²。②高血糖：空腹血糖 ≥ 6.1mmol/L，及（或）糖负荷后2小时血糖 ≥ 7.8mmol/L，或已确诊为糖尿病并治疗者。③高血压：收缩压/舒张压 ≥ 140/90mmHg，及（或）已确诊为高血压并治疗者。④血脂紊乱：空腹血甘油三酯 ≥ 1.7mmol/L，及（或）空腹血 HDL–C<0.9mmol/L（男）或 <1.0mmol/L（女）。在由中华医学会糖尿病学分会主办的题为"认识中国人代谢综合征和胰岛素抵抗的特征"的研讨会上，专家指出，由肥胖、高血压、高血糖和血脂水平异常等心血管疾病高危因素组合而成的代谢综合征，可以增加发生糖尿病和心脑血管疾病的发病风险，同时也增加心脑血管疾病的死亡率。而这四种疾病经常"狼狈为奸"，是现代城市人的"死亡四重奏"。专家们呼吁，代谢综合征的"死亡之曲"必须引起医学界和公众的重视。在该诊断标准建议中，只要具备"死亡四重奏"中的任何三个或全部组成部分，即可被诊断为代谢综合征。据估计，在中国城市人口中，每8个成年人中至少就有1个人患有代谢综合征。

2017年版《中国2型糖尿病防治指南》中，我国关于代谢综合征的诊断标准如下：①腹型肥胖（即中心型肥胖）：腰围男性 ≥ 90cm，女性 ≥ 85cm。②高血糖：空腹血糖 ≥ 6.1mmol/L 或糖负荷后2小时血糖 ≥ 7.8mmol/L 和（或）已确诊为糖尿病并治疗者。③高血压：血压 ≥ 130/85mmHg 及（或）已确认为高血压并治疗者。④空腹血甘油三酯

≥1.70mmol/L。⑤空腹血 HDL–C<1.04mmol/L。以上具备三项或更多项即可诊断。中心型肥胖的腰围切点采用的是2013年国家卫生和计划生育委员会《中华人民共和国卫生行业标准——成人体重判定》（标准号 WS/T428–2013）制定的标准。

怎样防治代谢综合征？

代谢综合征常"因肥胖而起，因肥胖而终"，因此控制体重是防治中的重点。在饮食、运动及糖尿病教育的基础上，应使用减轻胰岛素抵抗的药物，以改善胰岛素抵抗，保护胰岛 β 细胞，延缓2型糖尿病的进展及大血管并发症的发生、发展，从而降低其病死率。

第九章　相关链接

"联合国糖尿病日"探源

——李广智主编与您谈

公元2世纪，罗马医生阿莱泰斯对糖尿病做了如下的描述："糖尿病是一种非常可怕的疾病，患者溶化的肌肉和肢体流入尿中，患者不能停止小便，尿流不止，如开了闸门的渡槽。患者的生命是短暂而痛苦的……如果让患者禁水片刻，他们的嘴会变得异常炙热，身体会变得干枯，内脏好像会被烧焦，患者会反复出现恶心、疲劳、烦渴，过不了多久，患者就会死亡……"

1923年胰岛素问世、使用以前，糖尿病像妖魔一样，疯狂地吞噬着人类的生命。面对这旷日持久的大浩劫，人类只能束手待毙。在那时，糖尿病等于死亡，糖尿病患者的平均生存时间仅为4.9年。

胰岛细胞与胰腺内某些物质的发现

1869年德国医学院一位叫朗格汉斯的学生，在胰脏中发现了一些星岛状的细胞，命名为朗格汉斯细胞（即现在的胰岛细胞）。当时只知道这些细胞不会分泌消化液，其他则一无所知。

1889年德国科学家发现将狗的胰脏摘除后，狗就会发生糖尿病。当初他们认为，狗可能是由于缺少胰腺所分泌的消化酶而发生糖尿病。可是，当他们保留狗的胰腺，而只是将狗的胰腺管结扎，使消化液不能分泌到肠道里的时候，却发现狗并不发生糖尿病。由此他们推论：胰腺内一定存在着一种可能制约糖尿病发生的物质……

班廷发现胰岛素的故事

20世纪20年代初，有一个年轻的加拿大外科医生挺身而出，"上下求索", 寻求征服糖尿病的"法宝"。他历尽艰辛, 终获成功。这位勇敢的先驱者就是费里德里克·班廷。

班廷1891年11月14日出生在加拿大的阿里斯顿。他18岁那年, 以优异的成绩考进了多伦多医学院。班廷大学毕业那年, 第一次世界大战正在进行。

战争结束后, 他回到了加拿大。为了糊口, 他在安大略医学院找了一个实验示范教员的临时工作。

班廷对待教学很认真, 每天晚上都在宿舍里十分用心地备课, 他力图把实验示范课搞得尽可能深刻、有趣。就在1920年10月31日的凌晨2点钟, 班廷一直在思考医学文献上记载的糖尿病与胰脏的作用存在着某些关系的问题, 久久不能入眠。他推测在健全的胰腺中是否暗藏着某些特殊的物质, 它能够促进糖分的新陈代谢。一旦失去了这种物质, 代谢作用就要受到阻碍。班廷好像悟出了一些道理: 能不能将狗胰脏的导管扎住, 使胰脏退化, 这样可以使胰岛细胞不受消化液的影响, 从而提取仍然健康的胰岛细胞, 来使已经全部切除了胰脏而得糖尿病后行将死亡的狗活下去呢? 他立即在笔记本上记下了: "结扎狗胰管6~8周待其退化, 将剩余部分取出进行提取。"

这个新的设想让他十分兴奋, 几经周折, 班廷找到多伦多大学生理系的麦克劳德教授, 以求得这位有名的糖代谢权威的支持。经过多次努力, 麦克劳德教授终于允许他在大学暑假期间来自己的实验室工作2个月, 并为班廷提供了10条狗, 其余的材料自备。麦克劳德教授还给班廷找了一个名叫白斯特的学生做助手。

在阅读了大量有关糖尿病、胰脏以及知名研究者们如何想尽方法仍未能挽救糖尿病患者的书籍资料后。班廷开始了科学实验。然而实验的进展并不顺利, 仅在短短的2周时间内, 由麦克劳德教授提供的10条狗中就有7条在切除胰脏和结扎胰导管的手术中死亡, 而且重新买进的狗也因感染或手术创伤等原因相继死亡。一次一次的失败并没有动摇班廷的信心, 他和白斯特互相鼓励, 吸取失败的教训, 决心从头开始。经过不懈的努力, 实验终于有了重大的进展。他们在10条因手术而患上糖尿病的狗身上, 共注射了75次以上的胰岛提取液, 终于发现有一条狗的血液含糖量有了明显的下降，下降到了0.1。这个数字比一条健康狗血液中的含量多不了多少……

经过反复实验，班廷和白斯特终于发现胰岛提取物具有维持糖尿病狗生命的作用，他们给它取名为"岛素"。然而，为了维持1条狗的性命，却用了5条狗的胰脏，这就等于杀死5条狗使1条狗活命，这太不合乎人情。那么怎样才能得到更多的岛素而又不杀死狗呢？班廷想到了屠宰场。不久，他和白斯特从屠宰场带回了9只牛的胰脏，决定从中提取可贵的岛素。他们懂得，酸化酒精能抑制对岛素有破坏作用的消化液，因此用酸化酒精来处理牛的胰脏，从而提取所需的岛素。当他们将这些液体注射到一只已经出现糖尿病昏迷的小狗身上时，奇迹发生了。当头几滴液体注入狗的体内，昏迷中的小狗有了反应，血糖也开始下降。当液体注射完毕，世界上第一只从糖尿病昏迷状态里苏醒过来的小狗站起来跑开了。从狗的胰脏中取得的"神奇液体"就是我们现在使用的胰岛素。1921年12月30日报道了他们的研究成果，从而揭开了胰岛素治疗糖尿病的新篇章。

1922年1月班廷第一次使用从牛胰腺中提取的胰岛素，对一个患糖尿病2年，已被医生放弃治疗的男孩进行治疗，结果"药，到病除"，这位叫路德（Ryder）的6岁男孩病情立即好转，不久"痊愈"出院。（路德终身接受胰岛素治疗，活到1993年，享年77岁）

全世界为这个划时代的医学成果而欢呼，庆幸人类发现了对付这种可怕疾病的药物。班廷和麦克劳德也一同荣获1923年诺贝尔生理学和医学奖。

"联合国糖尿病日"的确定

联合国糖尿病日前身是世界糖尿病日，国际糖尿病联盟（IDF）和世界卫生组织（WHO）为了纪念伟大的医学家班廷和他的同事们于1921年10月发现并成功地提取了胰岛素，为大大减少糖尿病的病死率所做出的杰出贡献，在1991年起将班廷的生日11月14日命名为"世界糖尿病日"（world diabetes day,WDD）。2006年底联合国通过决议，从2007年起，将"世界糖尿病日"正式更名为"联合国糖尿病日"，将专家、学术行为上升为各国的政府行为，促使各国政府和社会各界加强对糖尿病的控制，减少糖尿病的危害。在每年的这个日子，世界各国都开展大规模的糖尿病知识的宣传，以此提醒人们注意目前正在不断增高的糖尿病发病率。在1996年还设计了糖尿病日的永久性标志，它是由人们熟知的阴阳图案构成，象征着糖尿病综合疗法各环节和治疗小组成员相互配合协调运作的含义。

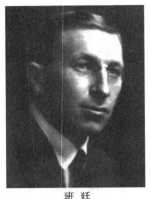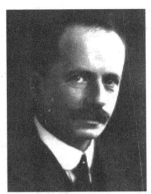

班　廷　　　　　　　　　　麦克劳德

纪念"联合国糖尿病日"主要为了引起全球对糖尿病的警觉，遗憾的是在人群中了解糖尿病者为数很少，约有半数的人群尚不能说出糖尿病的症状，50%~80%的糖尿病患者对他（她）们自己的糖尿病病情还是不清楚的。

国际糖尿病联盟希望全球社会各阶层，包括个体、保健人员、政府官员等均应对糖尿病有充分的警觉。现实是，任何人，任何年龄，在任何地点，均存在发生糖尿病的可能性。

自1994年和2000年以来，我国各地在国际糖尿病联盟和中华糖尿病学会和各省市糖尿病学会或内分泌学会的组织和协调下，每年均大力展开了"联合国糖尿病日"的纪念活动，主要通过报刊、宣传资料、广播、电视台、大型糖尿病咨询活动、热线电话以及学术讲座等。以上海为例，在上海市医学会糖尿病学会，上海市糖尿病康复协会的合作下，每年进行了大型糖尿病义务咨询，每次约有2000名患者，包括少数1型患者参与。自1997年开始，上海市卫生局也将糖尿病的防治作为非感染性慢性病防治工作中的一个主要内容，关心和组织纪念世界糖尿病日的活动必将使今后的糖尿病防治工作效率更高。

目前，国家卫健委等正在落实《健康中国行动（2019~2030年）》具体措施，在联合国糖尿病日之际，进一步宣传糖尿病防治行动（第十四条）。

历届"联合国糖尿病日"主题

联合国糖尿病日不仅有正式的纪念日——每年的 11 月 14 日，而且每年均有它的主题和会标。

1991 年　走向公众

1992 年　一个与所有国家所有人有关的健康问题

1993 年　糖尿病与儿童成长

1994 年　糖尿病与老年

1995 年　糖尿病和教育，降低无知的代价

1996 年　胰岛素与生命

1997 年　全球的觉醒：改善生命的关键

1998 年　糖尿病与人的权利

1999 年　糖尿病的支出 糖尿病的代价

2000 年　新千年糖尿病和生活方式

2001 年　糖尿病心血管疾病与社会负担

2002 年　糖尿病与您的眼睛：不可忽视的危险因素

2003 年　糖尿病损害肾脏

2004 年　糖尿病与肥胖

2005 年　糖尿病与足部护理

2006 年　糖尿病与脆弱人群

2007 年　关心儿童和青少年糖尿病

2008 年　糖尿病和儿童青少年

2009 年　糖尿病预防与教育

2010 年　糖尿病教育与预防

2011 年　应对糖尿病，立即行动

2012 年　糖尿病，保护我们的未来

2013 年　糖尿病教育与预防

2014 年　健康饮食与糖尿病

2015 年　享健康、乐生活、创未来

2016 年　着"眼"糖尿病

2017 年　女性与糖尿病——我们拥有健康未来的权利

2018年　家庭与糖尿病（The Family and Diabetes）

2019年　防控糖尿病 保护你的家庭

2020年　护士与糖尿病

国家卫生健康委发文：开展2020年联合国糖尿病日主题宣传活动，解读了"护士与糖尿病主题的意义"。护士在糖尿病健康管理中发挥着重要作用：①促进高危人群和患者的早期发现，确保高危人群得到及时干预，患者得到及时治疗。②为糖尿病患者提供自我管理的专业培训及心理辅导，减少并发症的发生发展。③对2型糖尿病危险因素进行干预，预防糖尿病发生。

糖尿病相关精神障碍

2020年10月15日至17日在秘鲁利马举行了《第11届世界糖尿病及其并发症预防大会（WCPD2020）》，与会专家指出：糖尿病引起神经系统改变可引起自主神经功能紊乱的症状，糖尿病酮症酸中毒、引起的维生素缺乏和代谢障碍及合并的动脉硬化、微血管改变与精神障碍的发生也有关。

糖尿病可能引发哪些精神障碍

《沈渔邨精神病学》（第六版）指出：糖尿病可能引发以下精神障碍。

（1）神经衰弱综合征：疲倦、无力、失眠、烦闷、疑病、注意力不集中、记忆力减退等。

（2）抑郁状态：情绪低落、兴趣减退、思维迟缓、意志活动减退，抑郁同时常伴有明显焦虑，这可能是患者自杀倾向较强的一个原因。躯体症状也很常见，主要有睡眠障碍、食欲减退、体重下降、性欲减退、便秘、身体任何部位的疼痛、勃起功能障碍、闭经、乏力等。抑郁表现女性重于男性，病程愈长抑郁愈重。

（3）焦虑状态：焦虑状态是介于焦虑情绪和焦虑症之间的一种状态，比焦虑情绪重而较焦虑症轻，焦虑状态有明显的焦虑情绪，烦躁，易怒，易激惹，紧张，坐立不安，伴随睡眠障碍以及一些植物神经紊乱的症状，如心慌、心悸、胸闷、乏力、出冷汗，但这些症状一般时间较短，可有一定诱因，且时好时坏，可以通过自我调节缓解。糖尿病患者的这种状态很突出，患者的焦虑情绪会影响血糖的恢复，与血糖的高低有一定的关联。焦虑和抑郁两种状态往往相互混杂、交织出现。

（4）幻觉状态：偶有一过性闪光、闪电或各种彩色物体的幻视。

（5）意识障碍：早期表现为嗜睡，多发生在躯体症状加重和血糖升高或接近昏迷前，随着血糖的变化，意识障碍的程度也有波动，如若糖尿病进一步恶化，意识障碍也随之加深，在恶化前先出现口渴、恶心、呕吐等酮症酸中毒症状，最后陷入昏迷期间可有错乱状态。

（6）神经认知障碍：糖尿病作为一种系统性疾病，在中国已经是高发的慢性病，其中2型糖尿病占到90%~95%的比例。周围神经病变、眼底病变、肾脏病变及糖尿病足等已经是大家耳熟能详的糖尿病并发症，而中枢神经病变、认知功能障碍和痴呆等也是糖尿病非常重要的并发症之一，在大众的认知中并没有得到广泛的重视。经研究发现，65岁以上的糖尿病患者中，18%的女性和20%的男性认知功能受损，糖尿病患者的认知功能受损严重影响到日常生活，也干扰了治疗方案的实施。认知功能包括记忆、计算、结构能力、执行能力、语言表达应用、语言理解、时空间定向等。认知功能受损的糖尿病患者表现为认知速度减慢、反应时间延长、短时记忆容量减少等。糖尿病为什么与认知功能受损有如此密切的关系呢？研究发现，人类大脑中某些区域对糖的浓度变化特别敏感，尤其是位于大脑左右各一个的海马体部位。海马体恰恰在人的记忆和认知等方面有关键的作用，尤其是与短时记忆以及对环境的判定有非常明确的关系。海马体受损后导致认知功能障碍，这种受损也往往很难逆转。2020年11月14日联合国糖尿病日之际，专家指出，自疫情暴发以来，各国的心理精神科门诊仍然持续接诊因疫情产生的应激性心理疾病患者，其中有抑郁、焦虑、恐惧表现的心理障碍患者较多。应激引发血糖飙升。日本国际医疗福祉大学附属三田医院坂本医生指出，在新冠期间，由于生活习惯的变化而导致日常生活所产生的压力会使糖尿病症状恶化，特别是外出的减少、饮酒与饮食量的增加、运动的减少是直接的原因。值得注意的是，衡量糖尿病的症状需要参考HbA1c值，若糖尿病患者HbA1c长期高于7.5%，则其将来神经认知障碍风险将大幅增加。糖尿病是阿尔茨海默病（AD）的高危因素（详见下文）。

2型糖尿病是阿尔茨海默病的危险因素

流行病学调查显示，2型糖尿病患者发生AD的风险是非糖尿病患者的1.4~4.3倍。最近，Roberts等对1450例认知功能正常的老年人群随访4年以确定轻度认知损害（MCI）的危险因素，发现2型糖尿病能增加MCI的发生风险，特别显著地增加了男性患者遗忘型MCI（amnesia MCI，aMCI）和多领域遗忘型MCI（multiple-domain aMCI，MD aMCI）的发生率。

来自美国纽约州立大学上州医科大学（SUNY）和美国罗切斯特大学医学院的荟萃分析结果显示，糖尿病患者患上阿兹海默病的风险增加了54%！如果结合所有危险因素（包括肥胖、糖尿病、葡萄糖或胰岛素水平异常），那么患上阿兹海默症的风险将增加63%！

美国有学者证实，胰岛素和胰岛素样生长因子-1（IGF-1）、IGF-2及其受体在AD患者中枢神经系统中的表达显著降低，而且降低幅度与AD进展程度有关。这样的结果把AD与胰岛素明确联系在了一起，也第一次提示"AD可能是3型糖尿病"的假说。

糖尿病是以高血糖为特征的一种代谢性疾病，长期处于高血糖的状态会影响全身上下组织与器官的正常运作，出现神经的慢性损害。由于这些组织和器官都被逼迫在高血糖的状态下运作，久而久之自然会出现损害、功能障碍、衰竭的惨剧，最终导致并发症的发生。

糖尿病患者长期处于高血糖水平，导致脑组织的葡萄糖水平也同时升高，这与脑部神经的损伤密切相关。

有研究显示，脑组织内的葡萄糖浓度增加可能引起脑部糖代谢异常，最终导致大脑中的灰质β淀粉样蛋白（Aβ）沉积并产生斑块、神经原纤维缠结（tau蛋白聚集）、老年斑的积累，最终不仅影响大脑功能，还会导致神经元丢失和记忆丧失，而这些都是阿兹海默病病变的经典特征！

近年研究发现，胰岛素信号传导障碍可引发神经元损伤，胰岛素可调节β淀粉样蛋白前体代谢，具有神经保护作用，而胰岛素受体增敏剂可以改善认知、学习功能。因此糖尿病脑病和散发性AD在很多方面存在共性，在行为学、海马的形态和生化改变方面并无实质性的区别。

《中国2型糖尿病防治指南（2017年版）》也指出，老年糖尿病患者易出现包括痴呆、抑郁症等在内的老年综合征。

近年来，越来越多的学者认为阿尔茨海默病具备1型和2型糖尿病两者的特点，包括胰岛素水平下降和胰岛素抵抗。另外，通过补充胰岛素，可以改善阿尔茨海默病患者的认知功能，因此，建议把AD称作"3型糖尿病"。

我国糖尿病与抑郁症共病率高达10.8%

疫情期间，由于居家隔离，缺少娱乐活动和人际交流等多种因素，抑郁症、焦虑障碍的发病率飙升。其实，相对于健康人，糖尿病患者更容易有抑郁、焦虑状况。

流行病学数据表明，至少有1/3的糖尿病患者会出现相关抑郁障碍，而抑郁症患者发生糖尿病的风险会增加37%。第52届欧洲糖尿病研究协会（EASD）年会上公布的一项全球研究数据显示，中国2型糖尿病患者抑郁症发生率为10.8%。

扬子晚报报道：曾有调查显示糖尿病患者的抑郁症患病率为17.6%，几乎是2型糖尿病人群患病率的2倍。专家提醒，糖尿病患者在控制血糖的同时，也要关注心理健康。

共病导致临床结局变差

同时患有糖尿病和抑郁症这两种疾病的患者出现疾病相关并发症的可能性比只患其中一种疾病的患者高出2倍。因为另一种疾病的存在，导致两种疾病的预后都变得更差，包括疾病的严重程度、治疗抵抗率和死亡率增加，个体和社会的治疗花费明显上升，生活质量和糖尿病自我管理能力下降，并发症发生率提高，以及预期寿命缩短。

糖尿病患者容易产生抑郁情绪

糖尿病作为一种慢性内科疾病给患者带来应激影响。糖尿病患者往往反复住院，长期就医，需要定期检测血糖，并依赖长期饮食控制及服药或注射胰岛素等措施减缓病情进展，且时常担心出现并发症。

此外，患者可能自觉经济和家庭地位下降，产生自卑、自责等抑郁心理。同时，患者的社交活动往往减少，内心的压抑没有正确途径宣泄，性格内向的患者易产生孤独心理。

多数患者非常关注血糖指标、每日进食和锻炼的情况及高昂的治疗费，甚至到处寻求良方。生活核心内容向"糖尿病"的过分转移导致患者敏感、多疑、紧张，这些都构成极大的心理应激，容易导致焦虑、抑郁等负性情绪的产生。

患者血糖增高导致机体出现应激样反应，血浆皮质醇、胰高血糖素、生长素等升高。长期高血糖也引发皮质醇活性的改变，这些变化使患者容易出现焦虑和抑郁情绪。

糖尿病与抑郁症患者存在许多共同的危险因素

首先，糖尿病与抑郁症患者存在许多共同的危险因素，如相似的不良人格特征（焦虑型人格、强迫型人格等）、遗传因素、幼年精神创伤等。

其次，两者可能存在一定的生物学同源性，即一种病理生理过程同时促进两种疾病发生。目前研究揭示，两者均存在中枢神经系统某些区域的5–羟色胺（5–HT）和去甲肾上腺素（NA）相对不足或绝对缺乏，以及下丘脑—垂体—肾上腺皮质轴（HPA轴）活性过度，导致出现共同的地塞米松抑制试验异常，促肾上腺皮质激素（ACTH）、血浆皮质醇升高和胰岛素抵抗。皮质醇分泌节律紊乱可引起脑内高亲和性盐皮质激素受体和低亲和性糖皮质激素受体之间激素作用的失衡，进而导致5–羟色胺（5–HT）系统的功能障碍，这些改变与抑郁情绪的产生及糖代谢紊乱均相关。

国内外学者一致认为，不良情绪会严重影响糖尿病患者的预后，使用抗抑郁及抗焦虑药物不仅能显著改善糖尿病患者的负性情绪，还能显著改善糖代谢。因此，在治疗糖尿病患者躯体疾病的同时，应更多关注他们的情绪反应。

先治疗抑郁有利于糖友治疗

对于糖尿病共病抑郁的治疗目标，应该聚焦于抑郁症的缓解或改善，以及对血糖的控制。但是应该先治疗抑郁，还是先治疗糖尿病呢？糖尿病是慢性病，而抑郁症常常会导致情绪低落，甚至自杀，对生命而言更加凶险，快速改善或缓解抑郁症状应该放在首位！从起效时间看，治疗抑郁症要快于糖尿病，因此快速改善抑郁症状后，更有利于糖尿病的自我管理。

糖尿病患者的抑郁症治疗，首先是心理干预，然后采用药物治疗，同时多补充镁和维生素D，并加强体育锻炼。另外，在对糖尿病患者进行血糖控制的同时，要重视其心态调整和情绪变化，嘱咐家人要时常关注患者的情绪，不要畏惧心理咨询和治疗。

李广智

国家二级心理咨询师、精神科副主任医师、

《名医与您谈抑郁症》及《焦虑障碍》主编

附　录

血糖单位数值换算

mg/dl	mmol/L	mg/dl	mmol/L	mg/dl	mmol/L	mg/dl	mmol/L
20	1.11	300	16.65	700	38.85	920	51.06
40	2.22	320	17.76	720	39.96	930	51.62
60	3.33	340	18.87	740	41.07	940	52.17
80	4.44	360	19.98	630	34.97	950	52.73
100	5.55	380	21.09	760	42.18	960	53.28
110	6.11	400	22.20	770	42.74	970	53.84
120	6.66	420	23.31	780	43.29	980	54.39
130	7.22	440	24.42	790	43.85	990	54.95
140	7.77	460	25.53	800	44.40	1 000	55.50
150	8.33	480	26.64	810	44.96		
160	8.88	500	27.75	820	45.51		
170	9.44	520	28.86	830	46.07		
180	9.99	540	29.97	840	46.62		
190	10.55	560	31.08	850	47.18		
200	11.10	580	32.19	860	47.73		
220	12.21	600	33.30	870	48.29		
240	13.32	620	34.41	880	48.84		
230	12.77	640	35.52	890	49.40		
260	14.43	660	36.63	900	49.95		
280	15.54	680	37.74	910	50.51		

注：旧制单位为毫克/分升（mg/dl），新制单位为毫摩尔/升（mmol/L）；新旧两种单位数值换算公式：mg/dl × 0.05551=mmol/L、mmol/L × 18.02=mg/dl。

有关计量单位对照表

代 号	中文名	称代号	中文名称
mmol/L	毫摩尔/升	ng/ml	纳克/毫升
μmol/L	微摩尔/升	pg/ml	皮克/毫升
nmol/L	纳摩尔/升	mEq/L	毫当量/升
pmol/L	皮摩尔/升	mmHg	毫米汞柱
mμ/L	毫单位/升	mmH2O	毫米水柱
μU/L	微单位/升	mOsm/L	毫渗压/升
mg/dl	毫克/分升	kPa	千帕
μg/dl	微克/分升		

糖尿病相关通用检查项目及临床意义

项目名称		正常值	异常值意义
糖代谢指标	空腹血糖	3.90~6.10mmol/L	增高提示糖尿病或糖耐量受损；降低提示胰岛素过多、对抗胰岛素激素分泌不足、肝糖原贮存缺乏、消耗性疾病、生理性减低等
	餐后2小时血糖	<7.8mmol/L	
	随机血糖	<11.10 mmol/L	
	空腹胰岛素	10~20mU/L	增高见于胰岛β细胞瘤、肥胖等；降低见于糖尿病、肾上腺皮质功能不全等
	空腹C-肽	0.3~1.3nmol/L	增高见于胰岛B细胞瘤、肝硬化；降低见于糖尿病
肝功能	丙氨酸氨基转移酶	10~64IU/L	增高提示肝功能受损；降低无明确风险
	天门冬氨酸氨基转移酶	8~40IU/L	
	γ—谷氨酰基转移酶	7~64IU/L	
肾功能	尿素氮	2.5~7.1mmol/L	增高提示肾功能受损；降低提示能量供给不足
	肌酐	53~97μmol/L	
	尿酸	160~430μmol/L	增高提示痛风；降低一般无意义
血脂	甘油三酯	0.56~1.70mmol/L	增高易导致动脉粥样硬化；降低无明确风险
	胆固醇	2.33~5.70mmol/L	增高易导致动脉粥样硬化
	低密度脂蛋白	1.30~4.30mmol/L	增高易导致动脉粥样硬化；降低无明确风险
	高密度脂蛋白	0.80~1.80mmol/L	升高无明确风险；降低易导致动脉粥样硬化
电解质	钾	3.6~5.5mmol/L	增高见于肾功能衰竭、组织挤压伤、重度溶血、补钾液过多等，易发生心脏传导阻滞；降低见于肾上腺皮质功能亢进、严重呕吐、腹泻、服用利尿剂、钡盐中毒、低钾饮食等，易发作生早搏、心动过速，特别是尖端扭转性室速

项目名称		正常值	异常值意义
	钠	135~145mmol/L	增高见于垂体前叶肿瘤、肾上腺皮质功能亢进、严重脱水、过多输入含钠盐溶液等；降低见于肾上腺皮质功能不全、消化液丢失过多（如呕吐、腹泻）、应用利尿剂、大量出汗等
	镁	0.8~1.2mmol/L	增高见于甲状腺功能减退症、甲状旁腺功能减退症、肾功能衰竭、多发性骨髓瘤、镁制剂治疗过量等；降低见于呕吐、腹泻、使用利尿剂、慢性肾功能衰竭、甲状腺功能亢进、甲状旁腺功能亢进等，易发生快速心律失常
	钙	2.1~2.6mmol/L	增高见于维生素D过多症、甲状旁腺功能亢进、多发性骨肿瘤等；降低见于维生素D缺乏、甲状旁腺功能减退、肾功能衰竭、重症胰腺炎等
血常规	白细胞计数	$3.69~9.16 \times 10^9$/L	增高提示炎症反应；降低时免疫力下降
	中性粒细胞%	50.0%~70.0%	增高提示炎症反应；降低提示细菌感染可能性低
	淋巴细胞%	20.0%~40.0%	增高提示病毒感染；降低提示病毒感染可能性低
	红细胞计数	$3.68~5.13 \times 10^{12}$/L	明显升高要考虑红细胞增多症；降低提示贫血
	血红蛋白	113~151g/L	明显升高要考虑红细胞增多症；降低提示贫血
	血小板计数	$101~320 \times 10^9$/L	增高时易于形成血栓；降低时出血风险增加
甲状腺功能	游离甲状腺素	10.3~25.7pmol/L	增高提示甲状腺功能亢进；降低提示甲状腺功能减退
	游离三碘甲腺原氨酸	6.0~11.4 pmol/L	
	总三碘甲腺原氨酸	1.6~3.0nmol/L	
	总甲状腺素	65~155nmol/L	
	反三碘甲状腺原氨酸	0.2~0.8nmol/L	
	促甲状腺激素	2~10mU/L	增高提示甲状腺功能减退；降低提示甲状腺功能亢进

糖尿病

项目名称		正常值	异常值意义
尿常规	尿糖	阴性	阳性见于糖尿病、肾性糖尿、暂时性糖尿等
	尿酮体	阴性	阳性见于糖尿病酮症酸中毒、长期饥饿、禁食等
	尿白细胞计数	定量检查 0~10个/ul	增高见于泌尿系统感染
	尿红细胞计数	定量检查 0~5个/ul	增高见于泌尿系统出血、肾小球肾炎、肾盂肾炎等

糖尿病相关特异性检查项目及临床意义

口服糖耐量试验（OGTT）：是诊断糖尿病的标准试验，其中空腹血糖（FPG）和2h PCG是诊断的主要依据。可疑患者或者临床无症状者，OGTT能帮助明确诊断。

静脉葡萄糖耐量试验（IVGTT）：不受胃肠道吸收功能紊乱的影响，适用于恶心、呕吐、腹泻等胃肠吸收功能不良者。多作为研究糖耐量异常及早期糖尿病患者胰岛素分泌能力的方法。

糖化血红蛋白（HbA1c）：反映2~3个月的平均血糖水平，不受每天血糖波动的影响，是评价糖尿病患者长期血糖控制情况的指标。

糖化血清蛋白：反映2~3周的血糖水平，不受临时血糖浓度波动的影响，其升高应进行诊断性检查，同时也是判断糖尿病患者在一定时间内血糖控制水平的一个指标。

糖尿病自身抗体：用于临床糖尿病诊断的分型，包括抗胰岛素自身抗体（IAA）、抗胰岛细胞抗体（ICA）、谷氨酸脱羧酶抗体（GADA）、络氨酸磷酸酶抗体（IA~2A）。

基因检测：对于已经明确的几种单基因突变糖尿病，基因检测是明确分型的唯一手段，包括线粒体亮氨酸突变和几种MODY的点突变。对于HLA基因的检测有助于1型糖尿病的诊断。

踝动脉~肱动脉血压比值（ABI）：反应下肢的血压与血管状态的指标，评估糖尿病足发生的风险。正常值为1.0~1.4，＜0.9为轻度缺血，0.5~0.7为中度缺血，＜0.5为重度缺血。

眼底照相：评估糖尿病视网膜病变，了解视网膜、眼底血管、视神经乳头、视神经纤维、视盘、黄斑部情况。糖尿病视网膜病变患者会有增殖前期以及增殖期表现。

肌电图检查：应用于糖尿病周围神经病变的诊断和药物疗效评估。敏感性、特异性、重复性较好。

（10）尿白蛋白/肌酐比值（ACR）：用于评估及早期发现糖尿病肾病。ACR较为稳定，变异系数较低，对于诊断微蛋白尿的敏感性和特异性可达95%。糖尿病肾病早期，常常只表现为ACR（正常值＜30mg/g）增高，而尿常规、血肌酐和尿素氮可以正常。

糖尿病饮食禁忌

高糖饮食	含糖饮料；冰淇淋；果酱果脯；蛋糕；蜂蜜；巧克力
高油脂、高胆固醇饮食	油炸类食物、肥肉、肉皮、奶油、花生、瓜子、动物内脏、蟹黄
高盐饮食	腌制食品，如腊肉、香肠、熏肉；罐头食品
辛辣、刺激类食物	辣条、辣火锅、烟酒、浓茶、咖啡